顾奎琴，副主任技师（副教授），营养食疗专家，生机养生专家，科普作家，中国药膳研究会理事，中国营养学会会员，中国营养联盟特聘专家，中澳营养联盟特聘专家，北京大学健康产业课题研究中心特聘专家，北京首保医特聘专家。

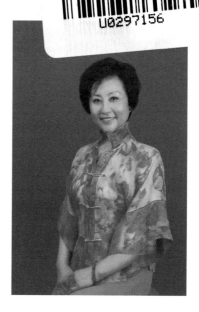

1974年参军，毕业于原解放军总后军医学校和空军军医学校营养系。1980～2000年任中国人民解放军总医院主管营养师。曾多年为国家领导人和党、政、军领导进行营养配餐和饮食治疗。

2000年开始创办中国食疗网、北京润泽堂食疗医学研究院，是顾氏生机养生、顾氏本元（北京）健康科技中心创始人。

2008～2010年，任原国务院国资委诚通颐年山庄以养生带动养老试点养生项目总负责人。

2012～2014年组建了中国首家蒙山生机养生基地，是中国食疗产业化概念的倡导者和奠基人。

出版书籍:《现代营养全书（1～4卷）》《毛泽东的保健饮食生活》《名人饮食大点播》《中华家庭药膳全书》《食疗美容手册》《吃出美丽与健康》《生机饮食——吃出体内环保》《顾老师的厨房养生经》《食疗传奇》《不吃饱的生活》等100多部营养食疗方面的书籍。其中多部获奖，并有10余部在我国香港、台

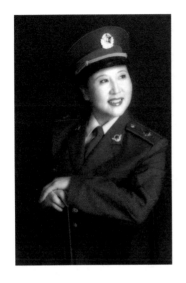

湾出版发行。原国家主席江泽民曾为她编写的《现代女子营养与健美》一书签名题字。

曾多年在中央电视台《健康之路·健康星》《为您服务》《半边天》《生活》《历程》以及《湖北卫视·饮食养生汇》《江苏卫视·万家灯火》等栏目做营养健康方面的系列访谈节目；曾任辽宁电视台《健康一身轻》主讲人，北京电视台《养生堂·养生厨房》专家主持人等，出镜300余集。并在《健康之友》《时尚健康》《饮食科学》等杂志撰写专栏，策划、编导电视专题片多部。

从事临床营养、生机食疗研究与实践40余年，创立了生机养生（自愈养生法）"清、调、养"生命保养系统的理念、方法和理论体系，为诸多"五高""慢性病"及"亚健康"人群制订"个性化""处方式"营养调理方案及调养数据的跟踪指导，积累了丰富的实践经验。

多年来，坚持通过各种途径向社会各界传播健康生活方式理念，传授生机养生、生机食疗经验和方法，在全国各地做营养健康讲座300余期，是国内多家企业的健康管理顾问，也是众多企业家、名人的私人营养师，并有"饮食魔术师""健康大使"等美誉。

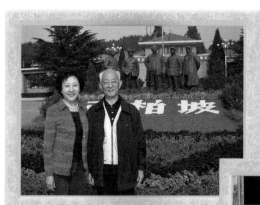

▲ 与原中央保健局局长
王敏清在西柏坡

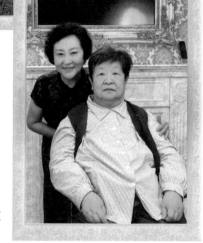

► 2019 年与毛泽东
女儿李讷在北京

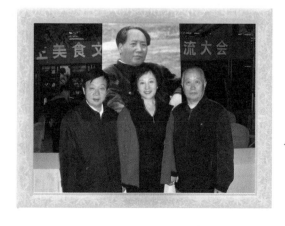

◄ 与毛泽东秘书管家
吴连登、卫士周福明
在毛泽东饮食文化研
讨会上

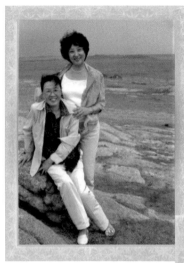

◄ 与毛泽东机要秘书
谢静宜在内蒙古

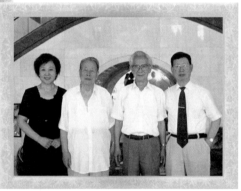

► 与毛泽东、周恩来、邓小平
等共和国开国元勋专职保健
医生王鹤滨、曾昭耆，明朝
御医连成玉第八代传人连汝
安在扬州

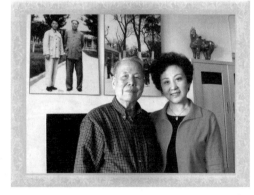

► 在毛泽东保健医生
王鹤滨家中

营养
是健康幸福的源泉

十二类人群个性化饮食指导

主　编◎顾奎琴

副主编◎赵红石　顾秀凤

中国健康传媒集团

中国医药科技出版社

内 容 提 要

"与其救疗于有病之后，不如摄养于无疾之前"，"饮食者，人之命脉也"，营养是生命的基础，个性化的饮食指导对人类健康至关重要！著名营养学家顾奎琴教授将其创立的"清、调、养"生命保养系统的理念和方法贯彻落实到本书 12 类人群个性化饮食指导中，帮助不同人群在饮食调养中达到身体的平衡状态。本书语言通俗易懂，图文并茂，是您自我保健的好帮手！

图书在版编目（CIP）数据

营养是健康幸福的源泉：十二类人群个性化饮食指导 / 顾奎琴主编. — 北京：中国医药科技出版社，2019.10
ISBN 978-7-5214-1297-0

Ⅰ.①营⋯　Ⅱ.①顾⋯　Ⅲ.①营养卫生—关系—健康　Ⅳ.① R151.4

中国版本图书馆 CIP 数据核字（2019）第 181525 号

美术编辑	陈君杞
版式设计	也　在

出版　**中国健康传媒集团**｜中国医药科技出版社
地址　北京市海淀区文慧园北路甲 22 号
邮编　100082
电话　发行：010 - 62227427　　邮购：010 - 62236938
网址　www.cmstp.com
规格　880×1230mm $\frac{1}{32}$
印张　7 $\frac{3}{4}$
字数　157 千字
版次　2019 年 10 月第 1 版
印次　2021 年 10 月第 2 次印刷
印刷　三河市万龙印装有限公司
经销　全国各地新华书店
书号　ISBN 978-7-5214-1297-0
定价　**48.00 元**

获取新书信息、投稿、为图书纠错，请扫码联系我们。

编委会

序

提起顾奎琴教授，很多人都亲切地称她顾老师，这个称呼更多地源于她20多年以来在电视节目中的称呼。健康大使、爱心天使、女神、大师、"神医"、恩人等……这些称谓源于顾老师40多年来，用她的营养食疗知识和专业技术引领过、帮助过、救助过的人对她的敬意、赞美、感恩和感谢之情！

顾老师是一个乐观豁达、积极向上、热爱生活、内心充满阳光的人；在天使般的笑容里，播撒着她的大爱之心——爱生活、爱生命、爱这个世界。

40多年来，她一如既往地爱着她所从事的营养保健和食疗养生事业。用她的专业知识、实践经验和健康理念引领着众多的注重高品质生活、注重养生保健和疾病康复的人群。用她的执着、努力和付出，帮助了很多被健康困扰的家庭，改变了众多人的生活和人生。她倡导的生机食疗法帮助了很多疑难杂症和慢性病患者康复自愈，创造了生命的奇迹。这就是顾奎琴老师40多年的梦与爱、追求和梦想！

顾老师1974年应征入伍，毕业于解放军总后军医学校和解放军空军军医学校营养系。毕业后被分配到中国人民解放军总医院（301医院）"西院"，为党和国家领导人做营养配餐工作。她刻苦学习，不断钻研，认真总结，并与临床专家、多学科专家相互配合，为首长们的营养保健、康复治疗以及保持健康体魄努力地工作。

改革开放以来，由于在首长保健工作方面的成就和影响力的扩大和外延，对养生保健行业产生了巨大影响，顾老师怀着对全民大健康的新思考和情怀，将首长式的营养保健和食疗养生经验与方法进行研究推广，创建了顾氏生机养生——自愈养生法及"清、调、养"生命保养系统的理念和方法。结合她几十年来从事营养治疗、膳食配餐、生机食疗、健康生活方式指导等理论研究和经验总结，为亚健康人群、慢性病及代谢性疾病等12类人群制定了个性化精准营养调理方案，并推向社会，为大众健康服务，为大健康产业落地方案的具体实施做出了坚实的铺垫和应有的贡献。

当下顾奎琴老师又把健康生活方式指导及营养食疗上升到更高的层面，系统地与首长式养生保健有机结合。

我希望每一位个体都要保持良好的心态，不断学习和提高自我保健意识。"健康是民族昌盛、国家富强的重要标志；预防是最经济最有效的健康策略"。

顾老师是首保医的骄傲，是美的使者，是健康营养大使。她编写的《营养是健康幸福的源泉——十二类人群个性化饮食指导》一书，是她40多年实践经验的总结，是引领我们健康前行和快乐生活的必读科普书。

祝福大家！让我们共同拥有精彩幸福的人生！

首保医创始人·保健医生·孙付秀
2019年7月

前 言

已经多年没有写书了。写书时电脑前腰酸背痛的隐忍和夜晚、清晨的焦虑失眠，都让我停下来不想再写作。

300多集健康类电视节目的播出，300余次站在健康讲座的舞台，3000多万字的营养科普书籍的出版，记录了那些常人难以想象的辛苦疲惫和不眠夜晚……

今天，我又坐在了电脑前，开始编写《营养是健康幸福的源泉——十二类人群个性化饮食指导》这本书。这是我多年来在内心里从未放下的一份执念……

我非常热爱我所从事的这个行业，在40多年的职业生涯中，这一初衷从来没有改变过。

由于职业的原因，每天都会面临需要健康咨询和营养调理的人，我最开心的就是和他（她）们分享健康的喜悦，享受那份信任和感动。

现实生活中有太多的人需要营养知识的普及，我深切地感受到营养在疾病预防、治疗和康复方面的积极作用。合理的饮食营养和健康生活方式，能促进人体强大的自治自愈能力，促进慢性病和疑难杂症的康复和痊愈。

基于此，我希望通过《营养是健康幸福的源泉——十二类人群个性化饮食指导》这本书，把我几十年积累的营养保健知识和生机食疗的实践经验奉献给广大读者，让更多人受益。对我而言，这更是一份使命和责任！

随着社会的发展，我国人民生活水平和健康素养不断提高，保健意识也在不断增强。个性化营养调理和养生保健的需求也越来越高。事实上，营养调理对于每个个体来说都需要有专业的、个性化的调理方案。

在多年营养专业和临床实践经验基础上，我创立了"清、调、养"生命保养系统的理念和方法。"清、调、养"是采用饮食调理及自然养生的方法，为人体营造良好的生存环境，调节人体生理功能和失衡状态，达到预防疾病、维护健康、延缓衰老的"生命保养系统"。

其方法步骤为：先清后调，清中有调，调中有养，调养结合。根据不同人群、不同病症和身体状况，采用不同的饮食指导和个性化营养调理方案，即"调理处方化，保养个性化"的系统工程。

诸多案例证明："清、调、养"生命保养系统，能有效调节人体的生理功能和失衡状态。对健康人群能促进人体与自然的和谐、人体自身的和谐，提高生活品质和生命活力，使人身心和谐，祛病延年。对"五高"人群、亚健康人群、多种慢性疾病及疑难杂症的调理，有促进康复和自愈的作用。因此，生机养生法又称为"自愈养生法"。

近年来，营养治疗已经受到临床医学和营养医学的重视，被视为慢性病的重要解决方案、慢性病康复的最好治疗。研究表明，许多慢性病是吃出来的，有些健康问题及慢性病等是可以通过饮食调理达到康复和自愈的。

现代营养医学提出：营养是治疗，是与手术、化疗、药物等治疗并重的一线治疗。俗话说："三分治，七分养。"营养素是"养"，是治本；药物是"治"，是治病。营养治疗，不仅是单纯地补充营养，而是要纠正身体的营养不足和代谢失衡，是治疗慢性病的必需手段，某种程度上比药物还重要。慢性病最需要的是细胞的营养；药物控制疾病，营养修复细胞！

世界卫生组织很早就提出，合理、科学、健康的营养干预一定是预防慢性病的一个必由之路。营养治疗是解决慢性病的关键！

美国在 20 世纪 80 年代就提出来：营养是治疗，是慢性病的最终解决方案。

加拿大也提出：营养是一线治疗。

人体是由 60 兆亿细胞组成的，细胞营养充足，机体才能健康和充满活力。

营养是生命的源泉，是健康的基础。营养不良、营养过剩，是造成人体营养失衡、引发营养及代谢失调等相关疾病的主要原因。

从人胚胎形成的一瞬间到人的生命结束，都需要营养的滋养。最新医学认定，人类只生一种病，即"细胞的病"！充分提供细胞必需的各种营养物质，改善细胞的生存环境，才能达到修复受损细胞、提高人体自身免疫功能和自愈功能的目的。"最好的药物是食物"，最好的医生是人体的"自愈力"。人体的自愈力，远大于医生的治疗：要发挥人体的智慧，"自治自愈"！

原卫生部部长陈竺提出："13 亿人的健康不能光靠看病吃药"，"未来医生必须会开两张处方：一张是针对病情开具的药方；另一张是膳食营养处方。必须具备营养学的知识，针对慢性病，特别要发挥营养治疗的作用"。

营养对人类健康的重要性早就广为人知了。在过去的几十年中，对营养的研究重点就已转移到饮食营养在健康方面的作用了。近年来，研究人员更加重视将营养补充品作为健康饮食的一部分的可能性。有些营养补充品已经成为现代医疗保健方法的一部分，用以补充人体细胞所需的营养，保持细胞的健康活力；减少药物对身体细胞造成的伤害；有效控制慢性病"并发症"的发生发展。

我经常给大家讲这段话：吃是一门学问。我们每个人都需要学习营养学知识，学好吃饭这门学问。你学习得好，坚持健康的生活和饮食方式，你就可能减少疾病的困扰，获得健康快乐、神采飞扬的人生。营养是预防疾病、延缓衰老、健康长寿的重要途径。我们不能决定生命的长度，但可以通过合理的饮食营养，提高生命的质量。

《营养是健康幸福的源泉——十二类人群个性化饮食指导》这本书，将12类人群个性化的饮食调理及生活方式指导作了较为详细的介绍。广大读者可以根据自身的健康状况，在医学诊断、治疗的同时，进行自我营养调理和食疗。中国古代有这样一句话："与其救疗于有病之后，不如摄养于无疾之前。"就是说与其得了病才去治疗，不如注意饮食与养生，预防疾病。"饮食者，人之命脉者"，食物是最好的药。

保养是一种文化，一种内涵，一种幸福的能力，更是一种积极阳光的生活态度。人世间最大的财富就是拥有健康！有了健康的身体，才能担当起对社会的责任和对亲人的关怀与爱。

我真诚地感谢出版社领导给予的支持，感谢编辑们的辛苦付出，感谢那些信任、支持、帮助和爱我的朋友们！

在此，我更要感谢盛大菲同董事长赵红石及其团队的大力支持。

我真诚地希望《营养是健康幸福的源泉——十二类人群个性化饮食指导》这本书，能给广大读者朋友送去一份温馨的祝福。祝大家健康快乐！幸福安康！

顾奎琴

2019 年 9 月

目录

01 chapter 肠道保养的饮食指导

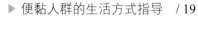

02 *chapter* 高血压人群的饮食指导

05 chapter 血尿酸高及痛风人群的饮食指导

06 chapter 饮酒及脂肪肝人群的饮食指导

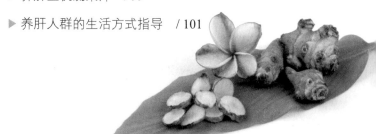

07 chapter　肥胖人群的饮食指导

10
chapter

免疫力低下人群的饮食指导

11 chapter 女性保养的饮食指导

12 chapter 男性保养的饮食指导

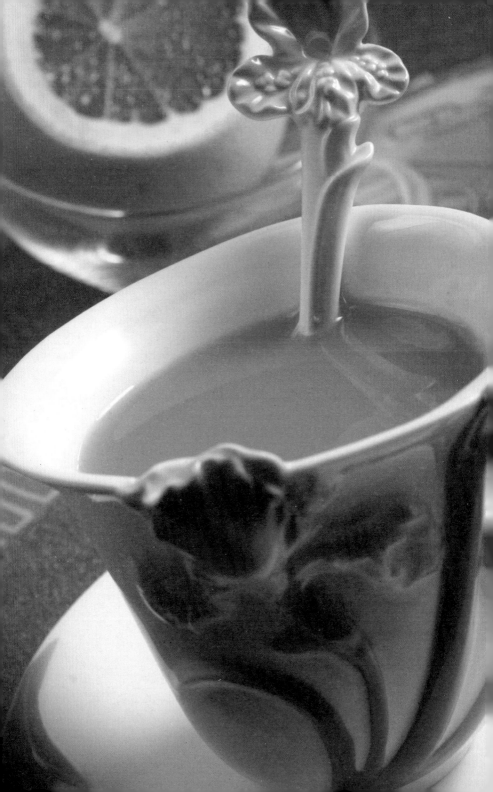

肠道保养的饮食指导

健康美丽的秘密——肠道年轻有活力！

肠道是人体最大的疾病防御系统和免疫器官。

肠道的健康状态，决定人的健康和寿命。

肠道保养的重要性

01 保养肠道，就是保护我们的"第二大脑"

人体 70% 以上的免疫细胞在肠道；70% 的免疫力由肠道掌控。肠道神经可以独立工作，独立地完成消化、吸收和运输功能。所以，医学上称：肠道是人体的"第二大脑"。人类有庞大的微生态系统，微生物之间相互制约，在一段时期处于相对平衡状态，是维护人体健康的天然防线。

02 肠道是人体最大的"加油站"和"排污厂"

① 肠道是人体最大的"加油站"：肠道是消化吸收营养物质的重要场所。90%以上的营养在肠道吸收。肠道功能障碍直接影响食物的消化和吸收，可导致营养不良。

② 肠道是人体最大的"排污厂"：人体80%以上的毒素在肠道中，并由肠道排出；若毒素不及时排出体外，会被身体重新吸收。人体最容易生病的器官是肠道。肠道健康与否与人体健康密切相关。

中医认为：宿便的毒素是"万病之源"；"百病源于宿便，百补不如清肠"；古代医学家也有"欲无病，肠无渣，欲长寿，肠中清，肠中常清，百病不生"的古训。

03 影响肠道健康的因素

🔍 饮食因素：肠道是免疫系统与各种微生物交锋的地方，饮食结构是否合理，对消化道的健康很重要。过于精细的饮食、偏食、节食、饮食不规律，使肠黏膜细胞缺乏营养，造成肠道菌群失调。因此，饮食结构失衡及不良的饮食习惯，是导致肠道老化的重要因素。

🔍 滥用抗生素：抗生素在杀灭有害细菌的同时，也杀死有益菌。滥用抗生素会破坏肠道菌群平衡，导致肠道菌群失调。食用不洁食物后，致病菌进入肠道，使有益菌和有害菌的比例失调，常导致肠道疾病。

🔍 动物脂肪吃得多：鱼、肉、蛋、奶等动物脂肪，很容易被小肠吸收，并且产生残渣少，使大便体积变小，从而导致便秘。而腐败菌最喜欢动物蛋白，产生的腐化物和代谢产物，可随肠内毛细血管进入血液循环。

🔍 暴饮暴食：长期饮食无度、暴饮暴食，使胃酸分泌减少，肠道负担加重，使肠道功能减弱，给有害菌"可乘之机"。

🔍 经常吃宵夜：胃肠蠕动在晨间最强，而在夜间则减弱。经常吃宵夜，使肠道无法正常休息，出现过度疲劳而老化。

🔍 压力与紧张情绪："便意"来自于自主神经。当压力过大或紧张时，自主神经无法顺利工作，容易导致大肠痉挛，出现腹痛、腹胀或便秘、腹泻等症状。

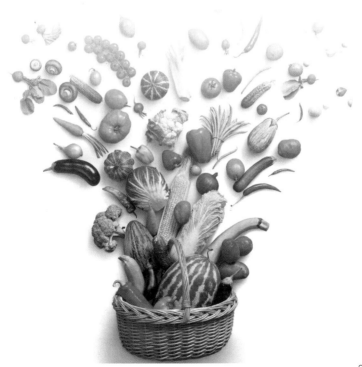

肠道保养清、调、养

清 清理肠道毒素

　　清除体内的毒素，改善肠道不良环境，更有利于营养物质的吸收利用，改善细胞营养状况，促进受损细胞修复，减少疾病的发生。

调 调节肠道菌群

　　益生菌是人类健康的朋友，补充肠道健康所需的益生菌，有助于调理肠道菌群，改善肠道健康状况。对亚健康人群和慢性病人群的调理和康复，有积极的促进作用。

养 补充润养肠道的"益生元（膳食纤维）"

　　优质益生元是人体益生菌的"养料"和"食物"，能促进肠道益生菌增殖，预防"三高"等代谢性疾病发生发展，对便秘、腹泻等肠道问题有双向调节作用。

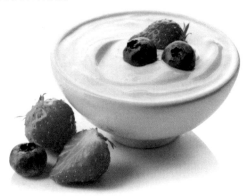

便秘人群的饮食指导

Q 什么是便秘

正常人每天排便 1 ~ 2 次或 1 ~ 2 天排便 1 次。便秘是指粪便在肠道内滞留时间过长，粪便内所含的水分被过度吸收。每 2 ~ 3 天甚至更长时间才排便 1 次，并且排便困难、粪质干结、便量少等，就称为便秘。

Q 便秘的主要原因

① 生活、工作紧张；环境的改变；排便习惯和规律被破坏。

② 滥用泻药或依赖药物排便，如此恶性循环导致肠蠕动无力和肠道干燥。

③ 食物结构的突然改变；高热量、高营养摄入过多，粗纤维食物减少，导致排便次数减少或无规律。

④ 器质性病变：如肛周疾病、直肠肿瘤或其他慢性病都可以引起便秘。

便秘对健康的危害

人体内 80% 的毒素在肠道中，若不及时排出体外，会被身体重吸收，危害健康。有调查发现：每天大便 2 次的人寿命可比便秘人群长 10~20 年。因此，二便畅通，对人体健康和延缓衰老有重要作用。

① 引起肛肠疾病：如直肠炎、肛裂、痔疮、直肠脱垂、结

肠憩室等。

② 患结肠癌：长期便秘，肠内致癌物长时间不能排出易诱发结肠癌、乳腺癌。研究发现，便秘者的结肠癌发病率是正常人的 4 倍多。

③ 形成粪便溃疡：较硬的粪块压迫肠腔，会使肠腔狭窄，使直肠或结肠受压而形成粪便溃疡，严重者可引起肠穿孔。

④ 诱发心、脑血管疾病：宿便中的毒素进入血液，可诱发和加重高血压、心脏病等心脑血管疾病以及老年痴呆等。

⑤ 影响美容：长期便秘可使女性出现面色晦暗无光、皮肤粗糙、痤疮、口臭、色素沉着、痛经、月经不调、心情烦躁等症状。

⑥ 影响身材：宿便堆积导致人的排泄功能失调，肠道内的食物残渣不能及时排出，并被肠壁吸收，会造成女性身材变形及男性将军肚。

⑦ 神经衰弱：便秘可伴有烦燥不安、心神不宁、健忘失眠等症状。

⑧ 性欲减退：长期便秘可导致男性性欲减退、阳痿、早泄；女子性冷淡或性高潮缺失，使性生活质量下降。

⑨ 影响大脑功能：便秘产生大量有害物质，如甲烷、酚、氨、硫等，会干扰中枢神经系统和大脑功能，出现记忆力下降、思维迟钝、头痛、失眠、烦躁易怒等。

⑩ 造成猝死：临床上常因便秘用力、屏气而增加腹压造成心、脑血管疾病发作，如诱发心绞痛、心肌梗死、脑血管意外，甚至猝死等。

🍴 便秘人群的饮食原则

① 多吃纤维质食物：如空心菜、芹菜、圆白菜、海带、马铃薯、牛蒡等。主食应选择五谷杂粮，如大麦、燕麦、糙米、黑芝麻等。

② 多喝水：如蜂蜜水、鱼腥草茶、牛蒡茶等。

③ 多吃清热降火食物：如芦荟、苦瓜、黄瓜、芦笋、香蕉、西瓜等。有助于清火排毒，改善便秘，适合热性体质的人吃。

④ 多食产气食物：易产气食物如洋葱、萝卜、蒜苗、生蒜、炒黄豆等有促进肠蠕动的作用，多食此类食物可利用其产气作用而增加肠蠕动，有利于排便。

⑤ 适当增加脂肪食物的摄入：植物油能直接润肠，为轻泻剂，且分解产物脂肪酸有刺激肠蠕动作用。坚果类如核桃、花生、葵花子、松子、腰果、芝麻油、花生油、玉米油、菜油、蜂蜜等油脂丰富，食之有润燥通便作用。

⑥ 供给足量 B 族维生素及叶酸：含 B 族维生素丰富的食物，如粗粮、酵母、豆类及其制品等可促进消化液分泌，维持和促进肠管蠕动，有利于排便。在蔬菜中，菠菜、包心菜内含有大量叶酸，具有良好的通便作用。

⑦ 多喝水：建议每天饮水 2500 毫升以上，使肠道保持足够的水分，有利于粪便排出。如饮用白开水、蜂蜜水、冬瓜水、牛蒡茶、蔬果汁等，有利于通便排毒。

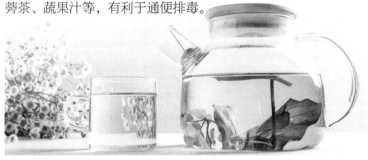

✕ 便秘人群的饮食禁忌

① 忌吃煎、炸、烘烤食品：如臭豆腐、炸鸡块、饼干、炸薯条等，以免使肠胃"生热上火"。烹调方式可采用炖、煮、蒸的方法。

② 忌食辛辣、温燥的食物：如酒、咖啡、浓茶、大蒜、辣椒、生柿子等。

③ 少吃糖：糖会减弱胃、肠道蠕动，加重便秘。若要食用糖尽量用蜂蜜，有润肠的效果。

④ 戒烟酒；避免滥用药。

⏰ 便秘三餐食谱参考

晨起：喝一杯温开水。做做体操，散步，快走或慢跑。

早餐：全麦馒头、五谷豆浆、煮鸡蛋、拌鲜蔬沙拉等。

午餐：五谷饭，坚果碎蔬菜沙拉，清蒸海鱼，蒸茄子（用蒜泥芝麻酱拌食）。

加餐：西芹苦瓜苹果汁，加蜂蜜 10 克调味。

晚餐：薏米红豆粥，五色大拌菜，芦笋炒百合，烩鲜虾末嫩豆腐，蔬菜饼（西葫芦、胡萝卜、韭菜、鸡蛋等）。

温馨提示

以上食谱举例仅供参考，并非要严格按食谱制作。可根据条件和身体情况调换食物内容、品种和花样，但应遵守少油、少盐、多膳食纤维的饮食调养原则。坚持养成好的饮食习惯，就能很好地改善便秘症状。

✔ 便秘人群的食物选择

黑豆：黑豆富含蛋白质、膳食纤维、花青素、亚油酸和卵磷脂，可增强胃肠蠕动，促进排便，并能清除体内自由基，抑制血脂和胆固醇的吸收，预防肥胖及多种慢性病。黑豆有补肾、补气、壮骨、增强生命活力作用。

燕麦：燕麦纤维能吸水膨胀，增加粪便体积，促进肠蠕动，加速粪便在肠道内的推动作用，有益于粪便排出，并能促进肠道益生菌的生长繁殖。燕麦纤维在肠道内有吸附脂肪和胆固醇的作用，有助于减少脂肪吸收，达到减肥降脂目的。

酸枣仁：酸枣仁能养肝宁心，开胃健脾，润肠通便。酸枣仁味甘性平，入脾、肝、胆与心经。脾气主升，胃气主降。脾气足，则胃气足，下行气机通畅，有助于肠道的蠕动与大便的排出。

百合：百合有养心安神、润肺止咳、润肠通便功效，便秘燥症者，经常食用可"不药而通"。百合有润肺养阴作用，中医认为肺与大肠相表里，滋养肺阴，即可润肠通便。

金银花：金银花富含膳食纤维，有促进肠道蠕动、提高粪便质量和优化肠道菌群的作用。金银花入肺、胃经，具有清热解毒、凉血化瘀之功效，能改善便秘人群肠道内菌群紊乱，减少炎症，对肠道菌群有双向调节作用。

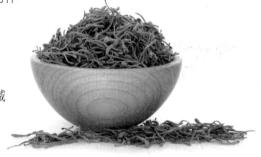

人参：人参性温，味甘微苦，入脾、肺、心经，是众所周知的补气食物，能补五脏气之不足。便秘人群中的老年人和慢性病人群，常见气虚体弱和心脑血管类疾病，食用本品，可以益气安神，补虚养阴。

菊苣（洋姜）：菊苣含有丰富的益生元（膳食纤维），是人体益生菌的"养料"和"食物"。菊苣中的可溶性膳食纤维最突出的作用是涵养肠道益生菌，此外还具有很强的吸水功能，能增加粪便水分，促进肠道蠕动，减少食物在肠道中的停留时间，帮助宿便和肠道毒素自然排出，起到"肠道清洁工"的作用。菊苣中膳食纤维对便秘、腹泻有很好的双向调节作用。

魔芋：魔芋是一种低热能、低蛋白质、高膳食纤维的食品。魔芋中的膳食纤维能吸收膨胀，增加粪便体积，刺激肠蠕动，增加排便量，减少肠道对脂肪的吸收。魔芋还含有魔芋多糖，具有低热量、高纤维、吸水性强、膨胀率高等特性。魔芋有降血脂、降血糖、降血压、排毒、减肥、润肠通便等多种食疗功效，被誉为"魔力食品""神奇食品"等。

蜂蜜：蜂蜜的通便作用可谓历史悠久。中医认为蜂蜜有"除心烦，通便秘，解虚热，疗心痛，悦颜色，和百药，除众病"作用。研究发现，蜂蜜通便的作用机制主要是蜂蜜中的乙酰胆碱进入体内后，会对副交感神经发挥作用，促进胃肠蠕动，从而促进排便。中医认为蜂蜜是益气润肠的，可以帮助大便润滑排出。

　　益生菌：益生菌是便秘人群的首选。便秘的主要原因是缺少肠道益生菌。随着年龄的增长，人体中的益生菌会逐渐减少，肠道蠕动也会减缓。补充肠道益生菌是调节便秘既安全又有效的选择。益生菌在发酵过程中，会产生乳酸、醋酸及其他一些酸，能刺激肠蠕动，改善便秘。西医学认为：人们可以通过益生菌来恢复和改善人体肠道内微生态环境，从而缓解和消除便秘。

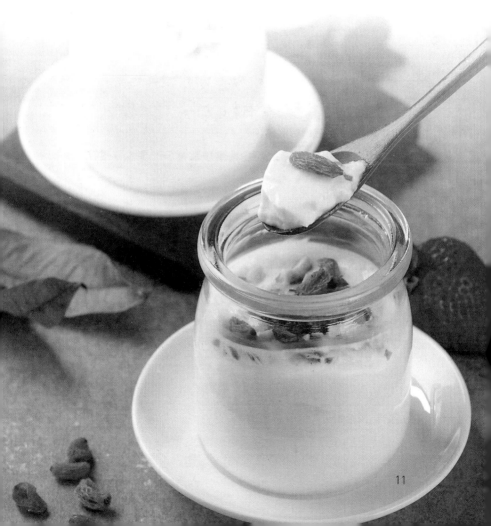

便秘食疗方

☛ 黑芝麻土豆汁

原料配方： 土豆、黑芝麻各适量。

制作方法： 先将适量土豆洗净，捣烂绞取汁浆（量为 1/3 ～ 1/2 杯，150 克以上）；再取黑芝麻数勺，用土豆汁冲服。每早空腹服半杯。

食疗作用： 增强肠蠕动，预防大便秘结。

温馨提示： 一定避免食用发芽土豆，以免引起食物中毒。

☛ 牛乳蜂蜜芝麻饮

原料配方： 牛乳 250 克，蜂蜜 30 克，芝麻 15 克。

制作方法： 将芝麻炒熟研末，牛乳、蜂蜜混匀煮熟后调入芝麻，每日晨起空腹饮用。

食疗作用： 适用于阴亏液燥便秘人群和老年人习惯性便秘。

☛ 炒红薯叶

原料配方： 红薯叶 250 克，油、盐适量。

制作方法： 用鲜红薯叶 250 克，加少量油、盐炒菜吃，一次吃完，早晚空腹各吃一次。

食疗作用： 适宜大便燥结之人。

☛ 胡桃黑芝麻粉

原料配方： 胡桃仁、黑芝麻各 500 克。

制作方法： 炒香后共捣烂研碎，早、晚空腹用少许蜂蜜调服。

食疗作用： 既可补养身体，又可润大肠，通热便。适宜大便燥结之人服食。

🍲 松子仁粥

原料配方：松子仁 30 克，粳米 50 克。

制作方法：可用松子仁 30 克，每日早、晚同粳米煮稀饭吃。

食疗作用：松子仁有养液、润肺、滑肠之功。适宜慢性肠燥便秘者食用。

👍 便秘人群的生活方式指导

① 定时排便：调整生活方式，养成定时排便的好习惯。

② 心情愉快：睡眠充足，舒缓压力，都有益于改善肠道的不良状况。

③ 保持良好的饮食习惯：坚持吃早餐，一日三餐应该荤素搭配，少吃不利于有益菌群生长的高蛋白、饱和脂肪酸类及碳酸饮料。多吃富含维生素与纤维素的蔬菜、水果、薯类、豆类、全麦类等食物。

④ 适度运动：体力活动和锻炼能使全身肌肉强健，增加弹性，也增加肠肌的弹性。每天坚持步行 30 ～ 60 分钟（6000 ～ 10000 步），可促进肠管蠕动，有助于解除便秘。

⑤ 深长的腹式呼吸：呼吸时，膈肌活动的幅度较平时增加，能促进胃肠蠕动。

⑥ 腹部自我按摩：仰卧在床上，屈曲双膝，两手搓热后，左手平放在肚脐上，右手放在左手背上，以肚脐为中心，顺时针方向按揉。每天做 2 ～ 3 次，每次 5 ～ 10 分钟。

⑦ 避免滥用药物：很多药物如解热镇痛类药物阿司匹林、保泰松、吲哚美辛等对肠道有损伤作用。此外，滥用抗生素可引起肠道菌群失调。

便溏（大便不成形）人群的饮食指导

🔍 便溏（大便不成形）的原因

① 消化不良：饮食无规律，进食过多，进食不易消化的食物；或由于胃动力不足导致食物在胃内滞留，引起大便不成形、次数多。

② 胃肠功能紊乱：由于胃肠功能紊乱导致的大便不成形、拉稀，多表现为便秘与腹泻交替发生。

🍴 便溏人群的饮食原则

① 补充优质蛋白：一日三餐要定时定量。选择含有优质蛋白的豆制品、瘦肉、鱼、禽、蛋等高蛋白食品，及时补充身体所丢失的营养成分，维持机体代谢的平衡。

② 改变不良饮食习惯：日常饮食应多吃含优质膳食纤维的食物，如燕麦、山药、红薯、木耳、菌类等。

③ 补充益生菌：对肠道菌群失调人群，应补充益生菌，如酸奶、豆豉、泡菜等，可使肠道益生菌增殖，并调节肠道菌群，对便秘和大便不成形有很好调理作用。

④ 每天早晨空腹饮用一杯温开水或者蜂蜜水，以增加肠道的蠕动，促进排便。

⑤ 吃饭宜定时定量、少食多餐，每顿饭都不宜过饱。

✕ 便溏人群的饮食禁忌

① 少吃含糖高的食物：比如糖、甜点、饮料等。这些食物在肠内会引起发酵而加重胀气，增加肠道负担。

② 不吃不易消化的食物：如蜜饯、肥肉、奶油、煎炸食物等。

③ 不要吃生冷、寒凉及辛辣刺激性食物。

④ 戒烟戒酒。少吃酸、生、硬、油腻及产气多的食物。

👍 便溏人群的生活方式指导

① 养成定时排便的习惯：最好是早晨排便，长期坚持就能够养成定时排便的条件反射。

② 注意生活规律：不要劳倦过度，保证良好的睡眠，心情舒畅。

③ 适当运动：可进行慢跑、快走、游泳、散步等中等强度的室外有氧运动，强健的体质是健康的基础。

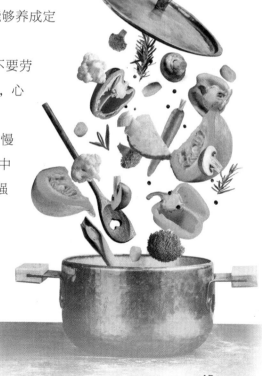

便黏（大便黏马桶）人群的饮食指导

🔍 便黏（大便黏马桶）的原因

① 中医认为，大便黏腻（黏在马桶上冲不掉）是由湿气重、脾胃虚弱导致的。

② 西医学认为，大便黏腻是肠胃炎症和肠道菌群失调的表现。

③ 喜欢饮酒和食用辛辣刺激的食物，也常会引起大便黏腻。

④ 运动少、饮食不规律、肥胖等，都是造成体内湿气重从而便黏的原因。

⑤ 大便的性状与进食的主要成分密切相关。如吃的食物中以肉类等高蛋白、高脂肪以及糯米等高黏性的成分居多，则所排的大便必然较黏稠且有排便不畅感。

🍴 便黏人群的饮食原则

① 补充富含膳食纤维的食物：改变饮食结构，适量多吃薯类、蔬菜等高植物纤维的食物，则大便易成形，且会便量多，排便畅快。

② 补充益生菌：多喝酸奶，补充益生菌；多食用可促进肠道益生菌增殖的富含膳食纤维的食物。

③ 多喝生姜水：生姜性温，有很好的驱寒祛湿作用，可以每天适量饮用。

④ 可以多吃薏米、红豆（中医特指赤小豆）、花椒、生姜、茯实、山药等食物。若湿气比较严重，伴有脾虚，可以喝茯实薏

仁（即薏米）茶。薏仁、芡实都有健脾祛湿作用。

⑤ 饮食清淡：应选择清淡、容易消化的食物，减轻胃肠负担。

✕ 便黏人群的饮食禁忌

① 不能吃冰冷和寒性食物：湿气重的人不宜吃寒凉、生冷、黏腻等不好消化的食物。特别是夏天，冰淇淋、冷饮、猪肉、海鲜等食物湿气、寒气都比较重，应少食用。蔬菜中的苦瓜、黄瓜、大白菜、番茄等不宜生食。在烹调时加入葱、姜，可降低蔬菜的寒凉性质。西瓜、梨、香蕉、柿子也应少吃。

② 不能过食甜食：少吃甜益脾，多吃则助湿，湿气重的人不能吃甜食太多，以免"甜腻生湿"。

③ 不宜吃油炸、油腻、不易消化及辛辣刺激性食物等；不宜饮酒。

✔ 健脾祛湿的食物选择

薏米：薏米味甘淡，性微寒，有利水消肿、健脾祛湿、舒筋除痹、清热排脓等功效，为常用的利水渗湿药，可以祛湿、下火、去痘。经常食用薏米对慢性肠炎、消化不良等症也有效果。

红豆：从中医角度来讲，红豆有健脾利水、清热除湿、消肿解毒的功效。用红豆煮水喝，有利于排出体内湿气。

山药：山药虽然没有直接的除湿功效，但是山药可以补脾，间接地可以让体内湿气排出。山药可以炒着吃、炖菜吃、蒸着吃。山药选择铁棍的比较好，属于药食两用的品种，对补脾效果更好一些，而且还可以补气。

茯苓：茯苓味甘、淡，性平，入药具有利水渗湿、益脾和胃、宁心安神之功用。茯苓的主要功能就是利水渗湿，并且药效平和，在利水的同时也不会伤害到身体中的正气。无论是属于湿热症状还是寒湿症状，都可以服用茯苓，同时还能增强体质，促进身体健康。

便黏食疗方

🍲 红豆薏米汤

红豆和薏米按1∶1的比例来煮水喝。在便黏期间，每天可以喝红豆薏米汤（汤当茶喝，米当粥食），有很好的养胃、健脾、祛湿作用。

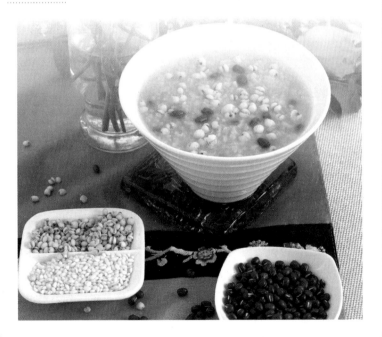

🍲 **薏仁白蔻汤**

薏苡仁（即薏米，后同）20克，白蔻仁15克，杏仁10克。早上用水煎，当茶饮。每日1剂。

🍲 **芡实茯苓茶**

茯苓10克，芡实15克，白术10克，煮水服用。

🍲 **赤豆芡实薏仁茶**

将薏米炒到微黄；将薏米、芡实、赤小豆各10克用冷水浸泡半天（或用热水浸泡两小时），洗净后加水煮1小时，转文火煮半小时，待凉，当茶饮。

👍 **便黏人群的生活方式指导**

① 加强锻炼：运动出汗可以排出湿气、寒气，加快新陈代谢。

② 养成良好的生活习惯，保证充足的休息，进行适当的体育锻炼。

③ 保持乐观的心态，也有助于改善消化道的功能。

④ 睡觉不要睡在地板上。地板寒气重，容易入侵体内，造成四肢酸痛。

⑤ 洗完澡后要及时充分擦干身体，吹干头发。

⑥ 生姜艾叶泡脚：经常用生姜艾叶泡脚，能有效缓解身体湿气过重的现象，能够起到一定的祛湿、散寒、助阳气、活血通络、促进代谢作用。

附 肠道年龄测定

肠道细菌的种类和数量众多，难以用普通的方法进行检测。如何对"肠道年龄"进行自我评估？计算一下评分，就可以判断出自己的"肠道年龄"了。

饮食习惯

① 经常不吃早餐
② 经常不吃米饭等主食
③ 一周中有4天以上在餐馆吃饭
④ 经常吃夜宵
⑤ 在非正常进餐时间进餐
⑥ 喜欢吃肉类，摄入蔬菜较少
⑦ 喜欢喝软饮料
⑧ 经常喝酒、吃外食

排便习惯

① 排便时常常很费力
② 排便困难（如便秘）
③ 大便很软或呈水样便
④ 大便以及屁有异味
⑤ 经常有排便不尽感
⑥ 大便很硬且呈颗粒状
⑦ 大便呈黑色
⑧ 排便不规律

生活状态

① 经常吸烟
② 皮肤粗糙，面色晦暗，痤疮
③ 经常感到压力大，容易烦躁
④ 经常晚上难以入眠
⑤ 在醒来时常常感到很累
⑥ 经常加班、熬夜，不运动等
⑦ 经常使用抗生素
⑧ 在早上常常感到恐慌或焦虑
⑨ 经常使用泻剂，经常洗肠

评判标准

① 符合 0 项：肠道年龄比实际年龄要年轻。肠道健康状态良好。

② 符合 1～4 项：肠道年龄＝实际年龄+5 岁。需要加以注意，改善肠道健康状况。

③ 符合 5～10 项：肠道年龄＝实际年龄+10 岁。你必须为了改善肠道健康状况而调整饮食以及注意休息。

④ 符合 11～15 项：肠道年龄＝实际年龄+20 岁。你必须彻底改变你的饮食和生活习惯了。

⑤ 符合 16 项或以上：肠道年龄＝实际年龄+30 岁以上。这意味着你的肠道健康状态非常差，必须去看医生或寻求专业帮助了。

测试自己的肠道年龄，如果肠道状态良好要继续保持，如果你的肠道老化，要注意自己的饮食和生活方式了。

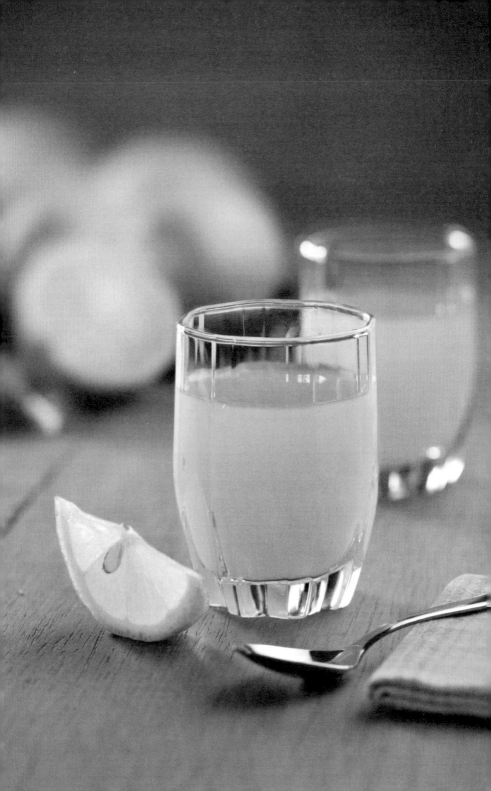

02

chapter

高血压人群的饮食指导

认识高血压

高血压是"慢病之王"。对于慢性疾病而言，最可怕的并不仅仅是疾病本身，而是这些疾病所带来的各种各样的并发症，它们时刻在影响着人们的身体健康和生活质量。

Q 什么是高血压

高血压是指以体循环动脉血压（收缩压和 / 或舒张压）增高为主要特征（收缩压 ≥ 140mmHg，舒张压 ≥ 90mmHg），可伴有心、脑、肾等器官的功能或器质性损害的临床综合征。高血压是最常见的慢性病，也是心脑血管病最主要的危险因素。

人体正常血压值 < 120/80mmHg ；≥ 140/90mmHg 为高血压。

🔍 高血压的常见病因

① 遗传因素：大约60%的高血压患者有家族史。目前认为本病是多基因遗传所致，30% ~ 50%的高血压患者有遗传背景。

② 精神和环境因素：长期的精神紧张、激动、焦虑，受噪声或不良视觉刺激等因素影响也会引起高血压的发生。

③ 年龄因素：发病率有随着年龄增长而增高的趋势，40岁以上者发病率高。

④ 生活习惯：膳食结构不合理，如高钠盐、低钾饮食，大量饮酒，摄入过多的饱和脂肪酸均可使血压升高。吸烟可加速动脉粥样硬化的过程，为高血压的危险因素。

⑤ 药物的影响：避孕药、激素、消炎止痛药等均可影响血压。

⑥ 其他疾病的影响：肥胖、糖尿病、睡眠呼吸暂停低通气综合征、甲状腺疾病、肾动脉狭窄、肾脏实质损害、肾上腺占位性病变、嗜铬细胞瘤、其他神经内分泌肿瘤等均可继发性引起高血压。

☠️ 高血压的危害

① 增加心脏负担：血压升高，会使心脏超负荷运作，从而使心脏心室壁肥厚，随着病情的发展，部分患者可能进展为心力衰竭，出现咳嗽、胸闷等症状。

② 动脉粥样硬化：它是在血压异常及脂类代谢障碍共同作用下，致使胆固醇在动脉内膜下沉淀而形成的一种疾病。

③ 血管壁的受损、破裂：血压的升高会给血管壁带来非常大的压力，积累到一定程度便会使血管破裂。

④ 脑梗死：如出血性脑卒中、缺血性脑卒中、高血压脑病；脑梗死是指负责将血液输送到脑部的动脉发生硬化，血流被切断导致前端细胞坏死的病症——本质上也属于动脉血管的问题。

⑤ 高血压性肾损害：高血压还可导致肾功能损伤。高血压与肾脏损伤是相互的，两者互相影响，往往后果更加严重，最终导致肾衰竭。

⑥ 眼底病变：如视网膜动脉硬化、眼底改变。

高血压人群的饮食指导

✕ 高血压人群的饮食原则

① 控制总热量：高血压应控制高热量食物，如含脂肪和胆固醇高的动物性食物。应避免油煎、油炸的烹调方法。蛋白质的补充应以深海鱼、瘦肉、豆类、奶、蛋、坚果为主。主食适量增加玉米、莜面、燕麦等粗粮。少食单糖、蔗糖和甜食。

② 多吃蔬菜、水果和薯类：多食新鲜蔬菜及瓜果，保证每天摄入500克以上，以供给充足的维生素、矿物质和膳食纤维。注意增加深色或绿色蔬菜比例，大蒜和洋葱有降低血清胆固醇（TC）、提高高密度脂蛋白（HDL-C）的作用。香菇、木耳、海带、魔芋、燕麦等含有多糖类和膳食纤维，也有降血压和预防动脉粥样硬化作用。

③ 补充钾元素：钾元素是抗衡高血压的重要武器，对因钠摄入过多造成的血压升高以及血管损伤问题有调理作用。钾元素

含量多的食物有豆类、核桃、土豆、茄子、海带、大葱、莴笋、苋菜、冬瓜以及鱼类、禽类等。此外，水果中香蕉、橘子、柠檬、猕猴桃等都含有丰富的钾元素。

④ 补充钙、镁元素：含钙丰富的食品如牛奶、酸牛奶、芝麻酱、虾皮、绿色蔬菜等有改善心肌功能和促进血液循环、促使胆固醇的排泄、防止高血压发生发展的作用。含镁丰富的食品有绿叶蔬菜、小米、荞麦面、豆类及豆制品等，镁盐可通过舒张血管达到降压作用。

⑤ 饮食清淡，控制钠盐：减少钠盐摄入有助于降低血压，减少体内的水钠潴留。每日食盐的摄入量应在 5 克以下或酱油 10 毫升以下。可在菜肴烹调好后再放入盐或酱油，以达到调味的目的。也可以先炒好菜，再蘸盐或酱油食用。在注意减少钠盐的同时，应注意食物中的含钠量，例如挂面含钠较多。蒸馒头时，避免用碱，应改用酵母发面。可用食盐代用品如无盐酱油等，对高血压病患者有利。

⑥ 多喝水：每日饮水量要在 2500 毫升以上。

✕ 高血压人群的饮食禁忌

① 忌油煎、油炸和高脂肪食物：油炸、油煎类食物如油条、薯条等忌食；蛋糕、乳酪、甜点心等甜食也不宜食用。

② 忌高盐饮食：少用淋汁、沙拉酱及调味料，如沙茶酱、酱油等。

③ 忌高胆固醇食物：猪肝等动物性内脏、蛋黄以及鱿鱼、虾蟹等海鲜类食物应禁止食用。

④ 忌吃辛温燥热性食物：如辣椒、酒、韭菜、大蒜、洋葱、胡椒、芥茉、红辣椒等。不宜吃麻辣、油腻及高胆固醇的火锅。

⑤ 不要吃剩菜的汤和浓汤。

⏰ 高血压人群三餐食谱参考

晨起：喝一杯温开水。适当锻炼如快步走、慢跑，练习太极、健身操等。

早餐：全麦馒头或玉米面发糕，煮鸡蛋，佐餐小菜，拌鲜蔬沙拉（用芝麻酱或蒜醋汁做沙拉酱）。

加餐：西芹苹果汁。西芹洗净切段；苹果洗净去核切块；将2种食材放养生机内，加矿泉水适量，搅拌2分钟即可饮用。可加适量蜂蜜调味。

午餐：五谷饭，鲜蔬坚果沙拉（芝麻酱调味），清蒸鱼，冬瓜丸子汤。

晚餐：五谷粥（薏米、糙米、燕麦、香糯米、百合、莲子），五色大拌菜，烩鲜虾末嫩豆腐，蒜茸草菇芦笋，全麦馒头。

✔ 高血压人群的食物选择

① 小麦大麦草：麦草是大自然赐予人类健康和有益于生命的绿色植物。世界上许多地方，麦草是人们相传已久的"治疗药物"。

麦草是天然营养源：麦草中除含有人体所需的植物蛋白质、维生素及钙、铁、锰、磷、钠、钴和锌等矿物质及微量元素外，更含有丰富的叶绿素、膳食纤维等多种营养元素。这些营养元素能均衡人体细胞的营养，可被人体充分吸收利用，被称为"天然营养源"。

血液清道夫：麦草中含有 70% 的叶绿素。叶绿素是植物中特有的成分，只能从大自然中摄取。叶绿素中富含微量元素铁，是天然的造血原料，能促进血液循环，增加血液含氧量，加速细胞的新陈代谢，并有清理血管垃圾及净化血液作用。叶绿素是最好的天然解毒剂，是人体健康的卫士。

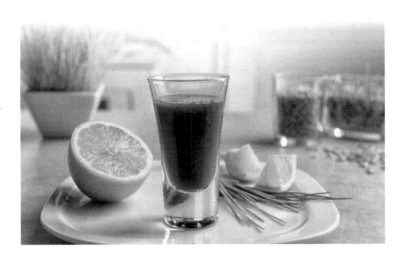

预防三高：麦草中含有丰富的膳食纤维，每 100 克可食部分含 47.78 克膳食纤维。膳食纤维具有吸水膨胀、增加便量、刺激肠壁、防止便秘等作用，并能吸附胆固醇，预防和改善高血压、高血脂、脂肪肝、动脉硬化等，还有助于预防肥胖和多种慢性病的发病风险。麦草的最好来源是自己在家中种。用小麦或大麦的种子，发芽、喷水，长到十几公分以后就可以剪下来榨汁喝了。可以与水果一起榨汁，也可加蜂蜜调味。

② 甜菜根：有研究发现，高血压患者每天喝一杯甜菜根汁可以使血压降低大约 7%。饮用甜菜根汁 3 ~ 4 小时之后，降压效果达到最佳，且效果可持续 24 小时。甜菜根汁富含有益心脏健康的维生素 C、维生素 K、膳食纤维和多酚类物质，对降血脂、降血压有很好的食疗作用。

③ 橙子：橙子富含维生素 C 等抗氧化物质，具有提高人体免疫力等功效。橙子中的有效成分主要为橙皮苷，有助于减慢自由基对血管的伤害，橙子中所含的丰富的钾更有助于降低血压。

④ 苹果：苹果含有丰富的有机酸、果糖、果胶、纤维素以及锌等微量元素，具有防止血管硬化、防治动脉硬化和冠心病的功用。近年来研究证实，多吃苹果对吃盐过多的高血压患者特别有益。

⑤ 柠檬：柠檬富含的维生素 C 和维生素 P 能增强血管弹性和韧性，可预防高血压等心血管疾病。血压高的人可加餐饮用柠檬马蹄汤。将柠檬 1 个带皮切片，马蹄（荸荠）5 个削皮，共同煮汤，每日饮用 1 次。经常饮用，可以预防高血压。

⑥ 猕猴桃：猕猴桃是首选的降压水果。猕猴桃含有丰富的维生素 C、水分和膳食纤维，维生素 C 有助于强化血管功能，增

强血管弹性，膳食纤
维可以吸附体内的胆
固醇，减少血管的
压力，有助于平稳
血压。

⑦ 海藻：海藻
中含有有助于降压的
成分——生物活性肽，其
作用类似于常见的降压药。
常吃海藻有助于降低高血压，
预防心脏病。

⑧ 茄子：茄子富含维生素 P，有增强毛细血管弹性、防治
高血压的作用，对预防动脉硬化及脑卒中有较好作用，并可明显
减少老年斑，降低脑血管栓塞的发生率。

⑨ 黑木耳：黑木耳中的微量元素十分丰富，可以有效降低
高血压引发的动脉硬化问题。并且黑木耳是血管的清道夫，可以
有效清除血管内的垃圾，对于高血压的预防和调理都有很好的食
疗作用。

⑩ 芹菜：西医学认为，芹菜中的"芹菜素"可以舒张血管、
降低血压、预防动脉粥样硬化等。芹菜吃法很重要。有研究表
明，将芹菜炒熟会破坏它发挥降压作用的物质，因此，最好是
采用榨汁、生拌、凉拌的方法食用芹菜，可以起到最好的降压
效果。

高血压生机食疗方

🍲 鲜榨芹菜苹果汁

原料配方：新鲜芹菜 250 克，苹果 100 克。

制作方法：每天取新鲜芹菜、苹果。洗净，切段，榨汁。每次 1 小杯，每日 2 次。可以加蜂蜜调味。

食疗作用：鲜榨芹菜汁有非常好的降压、平肝效果。对情绪起伏的人，有镇静的作用。适用于眩晕头痛、颜面潮红、精神易兴奋的高血压患者。同时还可以促进血液循环。

🍲 清血蔬果汁

原料配方：苹果 50 克，西芹 150 克，大番茄 1 个，柠檬 1 个，蜂蜜 10 毫升。

制作方法：将所有材料洗净，切块，放养生机内，加入 150 毫升矿泉水，搅拌 2 分钟即可饮用。

食疗作用：净化血液，平衡血压，提高免疫力。

🍲 生机蔬果昔

原料配方：有机蔬菜两种（约 100 克），小麦草 10 克，腰果 5 粒，猕猴桃半个。

制作方法：猕猴桃洗净，去皮切丁，小麦草洗净，腰果用开水冲洗干净、沥干，有机蔬菜洗净切碎。将所有材料放入养生机中，加适量矿泉水，

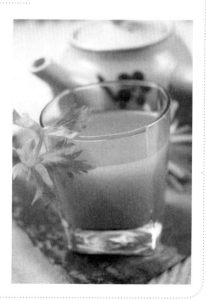

搅拌 1 ~ 2 分钟即可饮用。

　　食疗作用： 平衡血压，改善酸性体质，增强免疫力。

🍲 西芹苦瓜苹果汁

　　原料配方： 苹果半个，柠檬1/4个，苦瓜、胡萝卜、西芹各50克。

　　制作方法： 材料洗净。苹果、柠檬切块，苦瓜去籽切块，西芹洗净切段。将全部材料放搅拌机中，加水 150 毫升，搅拌 2 分钟即可饮用。

　　食疗作用： 改善不良体质，提高免疫力，平衡血压。

🍲 生机大拌菜

　　原料配方： 无公害胡萝卜、生姜、紫甘蓝、红黄绿彩椒、苦瓜、黑木耳、圆生菜。

　　调味料： 芝麻酱、盐、醋、香油。花生碎或腰果碎、熟芝麻。

　　制作方法： 将全部食材洗净、切丝。加调味料拌匀，撒上腰果碎、熟芝麻即可。

　　食疗作用： 平衡血压、血脂，补充维生素和膳食纤维。

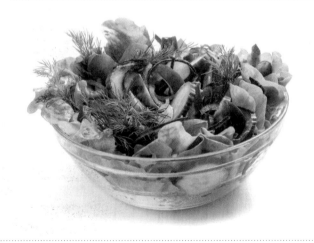

高血压人群的生活方式指导

① 坚持有氧运动：有氧运动是高血压患者最基本的健身方式。常见运动形式有快走、慢跑、骑自行车、秧歌舞、广播体操、有氧健身操。建议每周至少进行 3 ~ 5 次，每次 30 分钟以上中等强度的有氧运动。最好坚持每天都运动。多运动既能降血压，又可防治超重和肥胖。

② 舒缓压力疲劳，保持心理平衡：避免负性情绪，保持乐观和积极向上的态度；预防和缓解心理压力是高血压和心血管病防治的重要方面。增强承受心理压力的抵抗力，培养应对心理压力的能力。

③ 保证充足的睡眠：睡眠不佳者 24 小时动态血压监测发现，大多数血压无昼夜节律。夜间血压高使全身得不到充分休息，靶器官易受损。高血压患者失眠后，次日血压必定升高。良好的睡眠有助于降压。

④ 日常生活中的注意事项

尽量避免屏气：避免搬重物等，因为这些运动可使血压瞬间剧烈上升，引发危险。排便时用力过度也会引起血压巨大波动，引起心肌梗死或脑卒中。平时要注意吃含粗纤维的食物，避免便秘。

注意用水温度：急剧的温度变化会引起血压剧烈波动，有致命的危险，寒冷的日子洗脸不要用凉水，尽可能用温水。

⑤ 戒烟限酒：吸烟使高血压患者降压药的疗效降低，常需加大用药剂量，长期吸烟的高血压患者远期预后差。长期过量饮酒是高血压、心血管病发生的危险因素，饮酒还可对抗药物的降压作用，使血压不易控制。

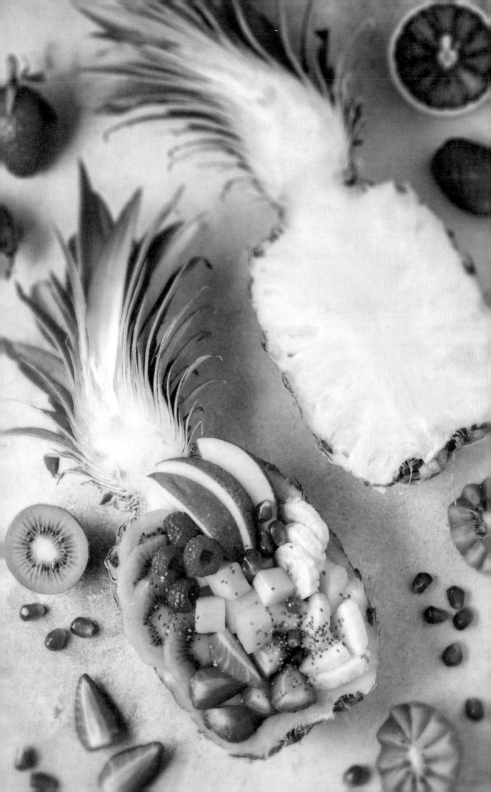

高血脂人群的饮食指导

认识高血脂

Q 什么是高脂血症

由于脂肪代谢或运转异常使血浆中一种或几种脂质高于正常称为高脂血症。高血脂的诊断标准是按照人体内胆固醇的高低来判断的。

血脂异常是导致心脑血管事件发生及死亡的重要原因。人体内胆固醇水平升高往往伴随死亡率的增加。总胆固醇水平升高的患者，冠心病死亡的相对危险性为总胆固醇水平正常患者的 4 倍以上。

✔ 高血脂的诊断标准

① 总胆固醇（TC）：正常范围在 5.23 ~ 5.69mmol/L。超过 5.72mmol/L，可视为血脂升高。总胆固醇的水平主要取决于饮食、体力劳动、环境、性别和年龄。

② 甘油三酯（TG）：正常范围在 0.56 ~ 1.7mmol/L。超过 1.7mmol/L 为甘油三酯升高。甘油三酯高是动脉粥样硬化和冠心病的危险因素。

③ 低密度脂蛋白胆固醇（LDL-C）：正常范围低于 3.12mmol/L。低密度脂蛋白胆固醇被称为"坏"胆固醇。高脂血症的治疗目标在 2.6mmol/L 以下。

④ 高密度脂蛋白胆固醇（HDL-C）：正常范围大于 1.04mmol/L。高密度脂蛋白胆固醇在临床上被称为"好"胆固醇。低于 1.0mmol/L（35mg/dL），易患冠心病；高于 1.0mmol/L，提示有心血管保护作用。

Q 高血脂的常见原因

① 缺少体力活动：缺乏运动是高血脂诱发因素中常见的一种。流行病学调查表明，久坐、不爱运动、不坚持体育锻炼的脑力劳动者，其血脂含量明显高于体力劳动者和坚持体育锻炼者。

② 饮食不当：是常见的诱发高血脂原因之一。如果长期食用富含脂肪或胆固醇的食物，如高油脂食物、油炸食物以及动物内脏、蛋黄、海产等，易引起高脂血症；另外，进食过多碳水化合物和蛋白质，导致摄入的总热量超过人体需要，多余的热量将以甘油三酯的形式贮存于脂肪组织中，也会引起高血脂。也就是

说，素食者如果不注意饮食调节，同样会患高脂血症。

③ 年龄：随着年龄的增大，身体各个器官的免疫机制都会下降，从而引起肝脏对血浆内的脂质清除率降低，更容易发生高血脂。

④ 吸烟、酗酒：吸烟是高血脂发病的头号危险因素。香烟中的有害物质会逐渐损伤血管的上皮细胞，使上皮细胞间的缝隙增大，导致血脂随血液流经这段血管时，在血管壁内沉积形成血栓。

⑤ 疾病及药物的影响：某些疾病如糖尿病、胆石症、甲状腺功能减退、肾病综合征等，可引起脂质代谢紊乱和高脂血症。

⑥ 遗传：此类慢性疾病有一定的遗传概率，如果家庭中有患此类疾病的人，一定要注意及早预防。

🕱 高血脂对健康的危害

① 导致冠状动脉硬化：大量脂类物质在血浆中沉积移动，降低血液的流动速度，并通过氧化作用酸败后沉积在动脉血管内皮上。长期黏附在血管壁上，损害动脉血管内皮，形成血管硬化。

② 导致冠心病：高脂血症形成动脉粥样硬化后，使冠状动脉内血流量变小，血管腔变窄，心肌注血量减少，造成心肌缺血，导致心绞痛，形成冠心病。

③ 导致高血压：在人体内形成动脉粥样硬化以后，会导致心肌功能紊乱，血管紧张素转换酶会大量激活，促使血管动脉痉挛，诱导肾上腺分泌升压素，导致血压升高。

④ 导致脑中风：人体一旦形成高血压，会使血管经常处于

痉挛状态，而脑血管在硬化后内皮受损，导致破裂，形成出血性脑中风。

⑤ 导致肝功能损伤：长期高血脂会导致脂肪肝。肝动脉粥样硬化后受到损害，肝小叶损伤后，结构发生变化，从而导致肝硬化，损害肝功能。

⑥ 损害细胞功能：人体血液中如有大量脂质物质游离和沉积，会增加机体耗氧量，并通过氧化作用形成脂质氧化自由基游离在血浆中，使细胞功能损伤，抵抗力降低，易受病毒、细菌侵害。

⑦ 导致肥胖：血脂在人体超过正常标准，使内分泌调节系统出现紊乱，过多的脂肪在血液中堆积，在皮下和血管壁周围大量沉积，造成身体脂肪供大于求，产生肥胖。

高血脂人群的饮食指导

✗ 高血脂人群的饮食原则

① 控制总热量：高脂血症人群常合并有肥胖或超重。通过控制热能，使体重降低，甘油三酯常可随体重减轻而下降。

② 减少胆固醇摄入：动物性食物富含胆固醇。含胆固醇最多的食物是动物脑、肝脏、蛋黄、鱼卵、乳酪等。尽量吃鱼、白肉、瘦肉，并去皮食用。禁食肥肉、动物内脏、人造黄油、奶油点心等。

③ 控制碳水化合物：饮食中的主食应以五谷杂粮为主，如

玉米、莜面、燕麦、苦荞、糙米等，少食蔗糖和甜食。

④ 多吃蔬菜、水果和薯类：建议摄入多彩蔬菜，在一天饮食中，建议最少吃够 5 种以上的蔬菜。蔬菜中含有机体不能合成的维生素 C、花青素、膳食纤维等，有利于抗氧化、排出肠道垃圾、保持血管弹性。绿色蔬菜富含叶酸，可以减少体内同型半胱氨酸的形成，对防治心脏病很有益。而蔬菜水果中的纤维，更是降低胆固醇的天然良药，且热量低，不会造成血管负担。保证每天摄入 400 ~ 500 克蔬菜水果和薯类，以供给充足的维生素、矿物质和膳食纤维。

⑤ 常吃奶类、豆类及其制品：奶类除含丰富的优质蛋白质和维生素外，含钙量较高，且利用率也很高，是天然钙质的极好来源。高血脂患者饮用奶类以低脂或脱脂类为宜。大豆及其制品还有降胆固醇的作用。

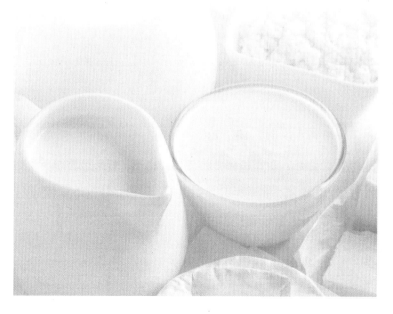

⑥ 多吃鱼：鱼类含有很高量的 ω-3 多元不饱和脂肪酸，而其中包含的 DHA 和 EPA 这两种成分最有营养价值。鱼肉脂肪含量较少，一般在 5% 以下，却含有丰富的不饱和脂肪酸，不仅能改善脑细胞、神经系统功能，还能延缓动脉硬化进程，保护血管弹性。一项研究发现，每周吃 3 次海鱼，心脑血管疾病的发病率会下降 30%。建议烹调鱼类时，最好用蒸的方法，清淡少油。

⑦ 多吃含钾、钙丰富而含钠低的食品：含钾丰富的食品有土豆、芋头、茄子、海带、莴笋、冬瓜、西瓜等，因钾盐能促使胆固醇排泄，增加血管弹性，有利尿作用。含钙丰富的食品有牛奶、酸牛奶、芝麻酱、虾皮、绿色蔬菜等，有利于心肌代谢，改善心肌功能和血液循环，促使胆固醇的排泄。

⑧ 多喝杂粮粥：五谷杂粮中含有较多的膳食纤维、多种维生素和抗氧化物质，比如花青素、类胡萝卜素、β 葡聚糖等，利于控制餐后血糖和胆固醇水平，预防心脑血管疾病。喝粥时搭配木耳、海带、芹菜、香菇等小菜，对保健血管有益。

⑨ 多吃清热凉血解毒食物：常见食物如绿豆、苦瓜、丝瓜、空心菜、萝卜、藕、芹菜、番茄、黑木耳等。

✖ 高血脂人群的饮食禁忌

① 忌油煎、油炸和高脂肪食物：油条、薯条等油炸、油煎的食物忌食用之；动物性肝肾、蛋黄、鱿鱼、虾蟹含胆固醇高，不宜食用。

② 忌食兴奋神经系统的食物：能够兴奋神经系统的食物如酒、浓茶、咖啡等应忌食；吸烟者应戒烟。

③ 忌吃辛温燥热性食物：如辣椒、韭菜、大蒜、洋葱、胡

椒、芥茉、红辣椒等忌食之；不宜吃麻辣、油腻及红肉类火锅。

④ 少吃肉汤类：肉汤中含氮浸出物较多，能够促进体内尿酸增多，加重心、肝、肾的负担。

⏰ 高血脂三餐食谱参考

晨起：喝一杯温开水；快走或慢跑。

早餐：玉米面发糕，煮鸡蛋，小菜，拌鲜蔬沙拉（用芝麻酱或蒜醋汁做沙拉酱），坚果豆浆（熟黑豆、熟黑芝麻、北杏仁、熟亚麻籽，放豆浆机加开水搅拌3分钟即可饮用）。

午餐：鸡蛋荞麦面，清蒸鱼，坚果碎拌鲜蔬，鲜贝烩丝瓜。

晚餐：五谷粥（薏米、糙米、燕麦、香糯米、百合、莲子），番茄烩豆腐，五色大拌菜，蔬菜饼（西葫芦、胡萝卜、韭菜、鸡蛋等）。

✔ 高血脂人群的食物选择

① 菊粉（菊粉存在于天然植物菊苣中）

减少脂肪、胆固醇生成：菊粉可以抑制参与脂质合成的相关酶类在肝脏中的作用，减少脂肪酸的合成。

降低血脂水平：菊粉中的膳食纤维，在人体内吸收水分后膨胀，可以增加饱腹感，减少进食量，相应地减少人体对脂肪的摄入。同时，菊粉在人体肠道内膨胀后，形成的膳食纤维包裹着食糜，减少了食糜中的脂肪与肠黏膜的接触，使肠黏膜对脂肪的吸收减少。

促进脂肪代谢分解： 菊粉可以通过肝外组织对脂肪的分解从而降低血清甘油三酯水平。菊粉可增加肌肉组织中脂蛋白酶活性，脂蛋白酶能分解甘油三酯，该酶活性升高，加速血液中甘油三酯的分解。

减少脂肪吸收： 人体胆固醇最主要的排出方式是胆汁酸。随着胆汁酸排出的增加，有助于降低血清及肝脏中胆固醇的含量。菊粉可增加胆汁酸的排出，通过经肠内细菌发酵产生有机酸，降低肠道 pH 值，使胆汁酸不能溶解，并随粪便排出，从而减少肠道对胆固醇的重复吸收。

控制饮食摄入： 研究表明，菊粉可促进细胞质基因胃肠肽的产生，这种肽主要作用于肠道局部，可抑制胃排空，使饱腹感持续时间增加，从而起到抑制食欲和降低脂质生成的作用。

② 燕麦

降低血清胆固醇： 燕麦中含有一种物质叫做燕麦胶，是可溶性膳食纤维，也是一种 β - 葡聚糖。实验数据表明，食用燕麦能够降低血液中的总胆固醇和甘油三酯以及 β - 脂蛋白的含量。燕麦能够使血液中高密度脂蛋白胆固醇（好胆固醇）升高，降低低密度脂蛋白胆固醇。因为燕麦的脂肪多为不饱和脂肪酸，含量较高的是亚油酸，有助于降低人体内胆固醇含量。因此，燕麦可以作为早餐主食长期食用，对于降低血压、胆固醇，预防便秘等都有很好的食疗作用。

减肥瘦身： 燕麦是一种低热量的食物，并且食用燕麦有很强的饱腹感。燕麦中含有的膳食纤维有助于吸附肠道内的废弃物，并使之排出体外，促进排便，有很好的润肠通便、降脂减肥功效。

润肠通便：燕麦中含有丰富的膳食纤维。可溶性的膳食纤维能像海绵一样吸收脂肪和胆固醇并将其排出体外，减少胆固醇在肠内被吸收的机会，从而帮助降低血液中的胆固醇含量，也就降低了血脂。每天食用50～100克燕麦有很好的润肠通便作用，并能有效地降低胆固醇含量。

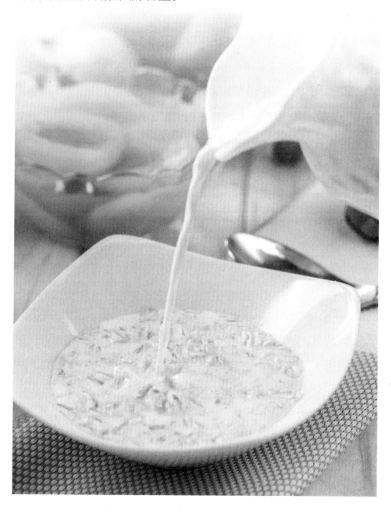

③ 魔芋：魔芋是一种常见的天然绿色食品，含有人体所需的 10 多种氨基酸、维生素和钾、磷、硒等矿物质元素，被誉为"魔力食品""神奇食品"等。

降低胆固醇：魔芋中的主要成分就是魔芋葡甘露聚糖。魔芋葡甘露聚糖能有效抑制小肠对胆固醇、胆汁酸等脂肪分解物的吸收，促进脂肪排出体外，降低甘油三酯和胆固醇。魔芋精粉中的黏液蛋白也有降胆固醇、防治心血管病作用，被称为"胃肠清道夫""血液净化剂"。

润肠通便，减少脂肪吸收：魔芋葡甘露聚糖有润肠通便作用，此外，魔芋中的膳食纤维能润养肠道，促进胃肠蠕动，增加排便量，减少肠道对脂肪的吸收。

减肥充饥：魔芋是低热量食品，其中所含的魔芋葡甘露聚糖能吸水膨胀，可增大至原体积的 80 ~ 100 倍，可抑制食欲，产生饱腹感，减少进食量，是理想的减肥充饥食品。魔芋中的黏性纤维可减慢食物从胃至小肠的通过时间，延缓消化和吸收的速度。由于降低了单糖的吸收，使脂肪酸在体内的合成也下降，起到降脂减肥的作用。

④ 坚果：坚果以不饱和脂肪酸为主，可以提高血液中"好"胆固醇浓度，同时降低体内的"坏"胆固醇，具有降血脂功能。实验结果表明，每周食用坚果 5 次以上，每次不超过 25 克，可有效预防心血管疾病的发生发展。

⑤ 蔬菜水果

苹果：富含果胶、果酸、维生素 C 的苹果常被称作"全科医生"。其中，果胶号称"血管清道夫"，可减少肝脏对胆固醇的吸收，防止脂质沉积，维持血管弹性。

黑树莓：黑树莓含有的花色素、黄酮类化合物、维生素 P 等物质，是增加毛细血管抵抗力的重要物质，被人体吸收可增加血管壁的弹性，降低出现脑血管意外的概率，起到预防动脉粥样硬化和脑中风的风险。

山楂：山楂中的许多成分具有强心、扩张血管、增强冠脉血流量及持久降压的作用，能有效改善循环，促进胆固醇排泄而降低血脂。其所含脂肪酶亦能促进脂肪的消化。提示：山楂性酸，胃溃疡的人少食。

茄子：茄子是血管软化剂。茄子含丰富的维生素 P，是一种黄酮类化合物，有软化血管、降血压的作用，还可增强血管的弹性，降低毛细血管通透性，防止毛细血管破裂，对防止小血管出血有一定作用。

裙带菜：裙带菜是血液排毒好帮手。裙带菜中含有神奇的褐藻糖胶，有增强肝功能、提高免疫力作用。裙带菜还含有独一无二的海藻黏液，能将血液中附着的钠元素排出体外，从而达到为血液清脂排毒的目的。

大蒜：大蒜是最有力的血栓"消磨器"。大蒜中的大蒜素可以减弱肝脏中合成胆固醇的酶的活性，从而降低体内胆固醇的水平。大蒜中含有硫化物，可以减少血中胆固醇，阻止血栓形成，有助于增加高密度脂蛋白，降低血栓的形成。

洋葱：洋葱是目前所知唯一含有前列腺素 A 的植物。这种物质是一种较强的血管扩张剂，能舒张血管，降低血液黏稠度，增加冠状动脉血流量，降低和预防血栓形成。同时洋葱还含有二烯丙基二硫化物和含硫氨基酸，可增强纤维蛋白溶解的活性，具有降血脂、抗动脉硬化的功能。

绿豆芽：绿豆本身就是一种很好的降胆固醇食物，而在它发芽过程中，维生素C可达到绿豆原含量的六七倍之多。大量维生素C可促进胆固醇排泄，防止其在动脉内壁沉积。绿豆芽的膳食纤维能帮助清除体内垃圾，还可以与食物中的胆固醇相结合，并将其转化为胆酸排出体外，从而降低胆固醇水平。

黑木耳：黑木耳是降血脂的良药。多吃黑木耳能有效地降低血脂，预防血液黏稠。药理学研究表明，黑木耳中降血脂的主要有效成分为黑木耳多糖，在热水中的溶解度较高，因此，黑木耳煮熟后更有利于人体对木耳多糖的吸收利用。黑木耳中含有丰富的胶质，对人体消化系统有良好的清润作用，具有润肠通便、预防冠状动脉硬化、减少血栓生成的作用。

⑥ **蜂胶：**蜂胶是"血管清道夫"。蜂胶中的黄烷酮、黄酮、异黄酮、维生素P等营养元素，以及丰富的矿物质，有助于提升人体免疫力，有效防止血管氧化，保持血管年轻态，预防血液黏稠等。

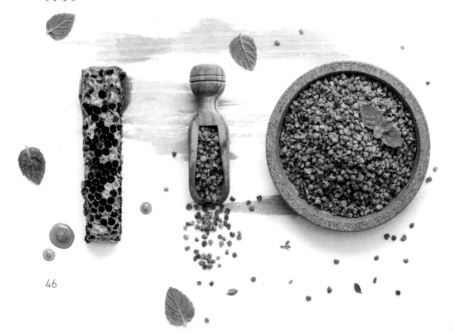

高血脂生机食疗方

高血脂生机蔬果饮

净血蔬果汁

原料配方：苹果50克，西芹150克，番茄1个，柠檬1个，蜂蜜10毫升。

制作方法：将所有材料洗净，切块，放养生机内加入150毫升矿泉水，搅拌2分钟即可饮用。

食疗作用：补充维生素和膳食纤维。净化血液，提高免疫力。

麦草坚果昔

原料配方：胡萝卜100克，小麦草10克，腰果5粒，奇异果半个。

制作方法：奇异果洗净，去皮切丁。腰果用开水浸泡洗净、沥干。胡萝卜洗净切碎。将所有材料放入养生机中，加适量矿泉水，搅拌1分钟即可饮用。可加蜂蜜调味。

食疗作用：清血降脂。补充膳食纤维、叶绿素和多种维生素。

西芹苦瓜饮

原料配方：苹果半个，柠檬1/4个，苦瓜、胡萝卜、西芹各50克。

制作方法：材料洗净。苹果、柠檬切块，苦瓜去籽切块，西芹洗净切段。将全部材料放养生机中，加水150毫升，搅拌2分钟即可饮用。

食疗作用：补充维生素C、膳食纤维和清火降脂营养素。

高血脂生机食谱

🍲 生机大拌菜

原料配方：无公害胡萝卜、生姜、紫甘蓝、红黄绿彩椒、苦瓜、黑木耳、圆生菜。芝麻酱、糖、盐、醋、香油。花生碎或腰果碎、熟芝麻。

制作方法：将全部食材洗净、切丝。加调味料拌匀，撒上腰果碎、熟芝麻即可。

食疗作用：补充维生素和膳食纤维，提高机体免疫功能。

🍲 蒜泥马齿苋

原料配方：鲜马齿苋500克，紫皮大蒜30克，黑芝麻细末15克。

制作方法：先将黑芝麻拣杂，淘洗干净，晒干后，入锅用微火炒熟，出香即离火，趁热研成细末，备用。将紫皮大蒜剥去外包膜，洗净，切片后剁成蒜泥，待用。将采摘的新鲜马齿苋（连根）择洗干净，入沸水锅中焯透，捞出，沥去水分，切成段，入盘碗内，可加少许精盐，淋入麻油，放入蒜泥拌匀，并在表面撒上黑芝麻细末即成。佐餐当菜，随意服食，当日吃完。

食疗作用：清热解毒，降脂清肠，双向调节肠道功能。

🍲 五谷饭

原料配方：五谷米（燕麦米、糙米、薏米、红豆、香糯米）。

制作方法：根据食量煮饭。糖尿病患者每餐不超过100克。

食疗作用：补充维生素、膳食纤维等多种营养素。增加饱腹感，减少主食的过多摄入。是血糖高、血脂高、血压高人群的主食选择。

👍 高血脂人群的生活方式指导

① 多运动：增加运动量，防治超重和肥胖。运动既可减压又能减重，还能提高"好胆固醇"水平。建议少开车，尽量搭乘公交车出行；下班时间比较宽松时，可提前两站下车，步行回家，增加锻炼量。"百练不如一走"，步行是最好的运动。

② 减少应酬，在家吃饭：餐馆里的菜多用"高油、高盐、高糖"烹制出来。常在外面应酬的人，会导致血管里的脂肪越来越多。在家吃饭可减少垃圾食品的摄入，尤其晚餐更应多食五谷蔬菜，清淡少油盐。

③ 避免昼夜颠倒，打乱血管生物钟：熬夜时，心脑血管的生物钟也会被打乱，导致体内过多地分泌肾上腺素和去甲肾上腺素，让血管收缩、血液流动缓慢、黏稠度增加。长期"黑白颠倒"的人患心脏病的风险会比正常人增加一倍。

④ 戒烟：抽烟会损坏血管壁，降低"好胆固醇"水平，并升高甘油三酯。吸烟是导致血管发生病变的元凶之一。美国科学家 50 多年的研究表明，每天吸烟 20 支以上，冠心病风险会增加 2 ~ 3 倍。还有研究发现，熬夜时吸烟，会使血液的黏稠度比正常时升高 8 倍以上。

⑤ 减轻压力，愉悦心情：坏心情伤血管。研究证实，精神压力可引起血管内膜收缩，加速血管老化。

⑥ 减体重：减轻体重可以降低甘油三酯水平，预防糖尿病等并发症的发生。

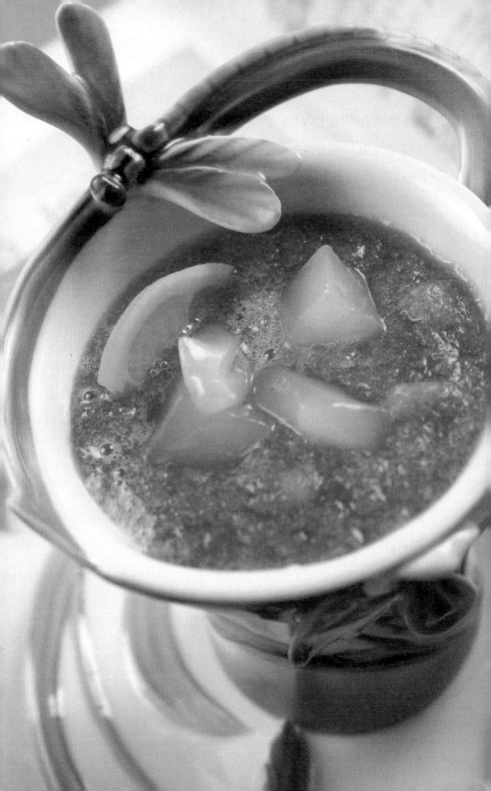

糖尿病人群的饮食指导

认识糖尿病

Q 什么是糖尿病

糖尿病是一组以高血糖为特征的代谢性疾病，是由于患者体内的胰岛素分泌不足和（或）作用缺陷，从而对糖类的利用能力减低，造成血糖过高、尿中有糖及蛋白质和脂肪的代谢不正常。糖尿病时长期存在的高血糖，可导致机体各组织器官，特别是眼、肾、心脏、血管、神经的慢性损害和功能障碍。

✔ 血糖正常值及诊断标准

① 空腹血糖正常值：空腹血糖 3.9 ~ 6.1mmol/L。

② 餐后血糖正常值：餐后 2 小时血糖 ≤ 7.8mmol/L。餐后 2 小时血糖 ≥ 11.1mmol/L，即可确诊糖尿病。

Q 糖尿病发病因素

糖尿病确切的病因及发病机制尚不十分清楚，其发病是在遗传和环境因素共同作用下，导致胰岛 B 细胞的选择性破坏所致。

Q 1 型糖尿病

1 型糖尿病有一定的家族聚集性。研究报告显示，双亲有糖尿病史，其子女 1 型糖尿病发病率为 4% ~ 11%；兄弟姐妹间 1 型糖尿病的家族聚集的发病率为 6% ~ 11%；1 型糖尿病发生常与某些感染并发或在感染后随之发生。

Q 2 型糖尿病

遗传因素： 临床发现，有糖尿病家族史的比没有家族史的发病率要高很多。而且不论是父亲或母亲有糖尿病甚或双亲皆为糖尿病，均有很大的遗传倾向。

超重、肥胖： 人的体重超重越多，糖尿病的风险就越高。由于肥胖导致细胞表面的受体敏感性下降，信号传导障碍，形成了高血糖。这也是 2 型糖尿病的患病机制。临床数据显示，体重每增加 1 千克，患病的危险至少增加 5%；肥胖者发生 2 型糖尿病的危险性是正常人的 3 倍;80% 的 2 型糖尿病患者在确诊时超重；肥胖可使 2 型糖尿病患者的期望寿命缩短 8 年。

不良饮食习惯： 经常暴饮暴食，爱吃油炸、肥肉、快餐食品、甜食、零食等高热量、高油脂的人易患糖尿病。

糖尿病对健康的危害

① 感染：糖尿病患者的高血糖状态，有利于细菌在体内生长繁殖，同时也抑制了白细胞吞噬细菌的能力，使人的抗感染能

力下降。常见的有泌尿道感染、呼吸道感染、皮肤感染等。

② 酮症酸中毒：多发生于胰岛素依赖型糖尿病未经治疗、治疗中断或存在应激情况时。

③ 糖尿病肾病：是糖尿病常见而难治的微血管并发症，为糖尿病的主要死因之一。

④ 心脏病变：糖尿病患者发生冠心病的风险是非糖尿病患者的 2 ~ 3 倍。常见的有心脏扩大、心力衰竭、心律失常、心绞痛、心肌梗死等。

⑤ 神经病变：在高血糖状态下，神经细胞、神经纤维易产生病变。临床表现为四肢自发性疼痛、麻木感、感觉减退。个别患者出现局部肌无力、肌萎缩。植物神经功能紊乱则表现为腹泻、便秘、尿潴留、阳痿等。

⑥ 眼部病变：如果糖尿病病程超过 10 年，大部分患者会合并不同程度的视网膜病变。常见的病变有虹膜炎、青光眼、白内障等。

⑦ 糖尿病足：糖尿病患者因末梢神经病变，下肢供血不足及细菌感染，常会引起足部疼痛、溃疡、肢端坏疽等病变，统称为糖尿病足。

糖尿病本身虽没有致命危险，但是它会引起高血压、脑出血、肾衰竭、视网膜病变失明、伤口不愈合而必须截肢等严重并发症。

糖尿病人群的饮食指导

✗ 糖尿病人群的饮食原则

① 控制总能量：合理控制总能量是糖尿病营养治疗的主要原则。以能维持或略低于理想体重为宜。蛋白质一定要占到每日总能量的 1/3 以上；每日脂肪摄入量不能超过 30%。

② 控制脂肪和胆固醇的摄入：除了少吃油炸、油煎、油酥及高油脂类的食品，如肥肉、猪皮、松子、花生等，同时要节制肉类食物，减少动物性脂肪的摄取量，并且改用植物油来烹调食物。胆固醇含量高的食物，如动物的脑、肝、心、肺、肾，蛋黄、肥肉、黄油、猪牛羊油等不宜食用。

③ 合理分配三餐：血糖控制稳定者，至少保证一日 3 餐。血糖波动大、易出现低血糖的人就需要适当加餐，每日进餐 5 ~ 6 次。把同等重量的食物分成 6 份食用，既保证了一天总摄入量，又避免一餐摄入过多。

④ 根据病情调整饮食：消瘦患者可适当放宽，保证总热量。肥胖患者必须严格控制饮食，以低热量、低脂肪饮食为主，减轻体重。对于用胰岛素治疗者，应注意酌情在上午 9 ~ 10 点，下午 3 ~ 4 点或睡前加餐，防止发生低血糖。体力劳动或活动多时也应注意适当增加主食或加餐。

⑤ 控制高升糖指数食物：降低血糖就是少吃或不吃那些升糖指数高的食物。如添加蔗糖的食物，像糖果、汽水、可乐、蜜饯、含糖饮料，以及各种中西式甜点都应该少吃。嗜食甜食的

人，则建议以阿斯巴甜等代糖来调味。此外，淀粉类含量高的食物也要限量，像番薯、土豆、芋头、玉米以及烧饼、烧麦、萝卜糕等；尤其各种年节食品，如粽子、月饼、年糕，更是糖尿病患者特别需要"忌食"的。

⑥ 主食多选用五谷杂粮：如荞麦、玉米、燕麦、薏米、芡实、玉米、红豆、黑豆、黄豆、白扁豆等。每天不超过 300 克。粗粮富含 B 族维生素、多种微量元素及膳食纤维，可作为主食的选择。

⑦ 豆类及豆制品：豆类食品富含蛋白质、无机盐和维生素，且含不饱和脂肪酸，能降低血清胆固醇及甘油三酯。

⑧ 多吃蔬菜：蔬菜能生吃的最好生吃，生吃以有机蔬菜、芽苗菜为佳。最好多吃应季（时令）的蔬菜水果。每天蔬菜应保证有 1/2 可以生吃。

⑨ 多吃含膳食纤维的食物，保持每天排便 1 ~ 2 次。

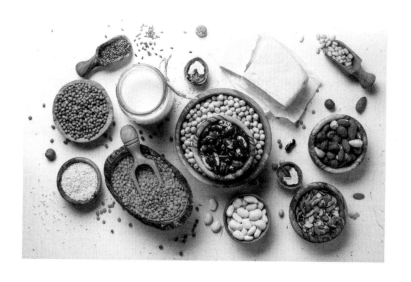

✗ 糖尿病患者应注意的饮食问题

① 饮食定时定量：正常人推荐一日 3 餐，规律进食，每顿饭进食量基本保持平稳。保证进食与降糖药更好地匹配，不至于出现血糖忽高忽低的状况。

② 科学吃水果：在血糖控制良好的情况下，允许吃水果，以补充维生素。但吃法与正常人不同，一般不要饭后立即进食，可以选择饭后 2 小时食用水果。吃的时候将水果分餐，如：一个苹果分 2 ~ 4 次吃完，而不要一口气吃完。分餐次数越多，对血糖影响越小。

③ 吃干不吃稀：建议糖尿病患者尽量吃"干"的食物，比如馒头、米饭、饼，而不要吃面糊糊、粥、泡饭、面片汤、面条等。因为越稀的饮食，意味着越好消化，则升糖越快。尽量少喝粥。

④ 不宜吃含糖量高的食品：各种糖、蜜饯、水果罐头、汽水、果汁、果酱、冰淇淋、甜饼干、甜面包及糖制糕点、无糖饼干、无糖食物之类，基本都含大量淀粉，食用后易出现高血糖；含糖高的水果如榴莲、香蕉、荔枝、龙眼等也不宜多吃。

⑤ 不宜饮酒：乙醇能使血糖发生波动。空腹大量饮酒时，可发生严重的低血糖，而且醉酒往往能掩盖低血糖的表现，不易发现，非常危险。

⑥ 控制盐的摄入：饮食中除了控制食用盐外，还应限制隐形含盐食品如味精、鸡精、酱油、酱豆腐、酱菜、咸菜、泡菜、膨化食品等的摄入。

⑦ 避免使用淀粉、沙茶酱、甜面酱等调味料。

⑧ 忌辛辣刺激性食物，如辣椒、咖哩、芥末、胡椒粉等。

⑨ 不吃动物内脏及熏、腊的食物。少吃红色的肉和海鲜。不喝肉类浓汤及海鲜汤。

⏰ 糖尿病三餐食谱参考

晨起：喝一杯温开水。快走或慢跑。
早餐：全麦馒头，煮鸡蛋，小菜，拌鲜蔬沙拉，黑豆浆。
午餐：荞麦蔬菜面，清蒸海鱼，凉拌鲜蔬，香芹炒百合。
晚餐：蔬菜饼（香菇、胡萝卜、韭菜、鸡蛋等），烩肉末西葫芦，大拌菜（西芹、胡萝卜、黑木耳、圆生菜、大红豆、芝麻坚果碎），炒蒜蓉香菇黑豆。

✔ 糖尿病人群的食物选择

① 苦荞

苦荞含有人体必须的营养成份（生物类黄酮、蛋白质、脂肪、淀粉、维生素、矿物质、膳食纤维），苦荞又是自然界中甚少的药食两用作物，被称为"植物黄金"。

现代医学研究表明，苦荞具有降血糖、降血脂、增强人体免疫力、疗胃疾、除湿解毒功效，对糖尿病、高血压、高血脂、冠心病、中风、胃病患者都有辅助治疗作用。

苦荞是三降食品：苦荞不是药，不是保健品，是能当饭吃的食品，却有着卓越的营养保健价值和食疗功效，被誉为"五谷之王""三降食品"（降血压，降血糖，降血脂）。

苦荞含黄酮类：苦荞的独特之处是含有丰富的黄酮类物质，其中主要成分是芦丁（又名维生素P）。芦丁有超强的抗氧化、抗自由基、降低毛细血管脆性、改善微循环等作用。医学试验证明，苦荞黄酮有调节血糖、血脂、血压，增强人体免疫力等作用，是代谢性疾病的食疗佳品，对补充糖尿病患者的营养、调整糖尿病患者饮食结构、预防和改善糖尿病并发症等，都有很好的预防和调理作用。

苦荞中含有丰富的膳食纤维：苦荞中的膳食纤维是普通米、面的8倍。膳食纤维有预防和调理糖尿病和高脂血症的作用。

苦荞能抗菌消炎：苦荞有"消炎粮食"的美称。苦荞有通便排毒的功效，民间又称其为"净肠草"。

改善微循环：苦荞的主要成分是芦丁（维生素P），其主要功效是软化血管，能够改善微循环，清热解毒，活血化瘀，有降血糖、尿糖、血脂，益气提神、增强胰岛素功能的作用。

苦荞是天然的植物胰岛素：苦荞黄酮可有效对抗"胰岛素抵抗因子"，提高细胞、组织对胰岛素的敏感性，加强细胞组织的自我修复能力，从而达到对糖尿病的双向调节作用，即能使高的血糖降低，低的血糖升高，正常的血糖不变。

② 苦瓜

苦瓜是药食两用的食疗佳品，有"植物胰岛素"的美誉。苦瓜含有蛋白质、脂肪、碳水化合物，还含有粗纤维、胡萝卜素、苦瓜苷、磷、铁和多种矿物质、氨基酸等；苦瓜还含有较多的脂蛋白，经常食用可增强人体免疫力。

含有丰富的维生素：苦瓜含有如维生素B_1、维生素C等多种维生素，特别是维生素C含量高，居瓜类之冠，具有预防坏血病，保护细胞膜，清热解毒，调节血糖、血脂，防止动脉粥样硬化，提高机体应激能力，保护心脏等作用。

苦瓜中含有苦瓜素。研究发现，苦瓜素有减少脂肪吸收、促进脂肪分解作用，有利于肥胖的糖尿病患者降脂减肥。

苦瓜中含有能促进胰岛素分泌的成分，如苦瓜皂苷和类似胰岛素的物质——多肽－P，可刺激胰岛素释放，有很好降血糖、降血脂作用，是糖尿病患者理想的食疗食品。糖尿病患者若无脾胃虚寒，每天可适量食苦瓜，最好生吃和榨汁。有胃寒者可用苦瓜1个，去瓤洗净，切片水煮。每天1～2次，有利于控制血糖。

③ 淡竹叶

淡竹叶含有黄酮类化合物和生物活性多糖，如酚类化合物、蒽醌类化合物、叶绿素、多种氨基酸、维生素、锰、锌、硒等微量元素，具有抗自由基，抗氧化，抗衰老，提高免疫力，降血糖、血脂和胆固醇作用，是天然的营养食品。

淡竹叶有解渴消暑、解毒利尿作用，能生津止渴，消热解毒，止咳化痰。

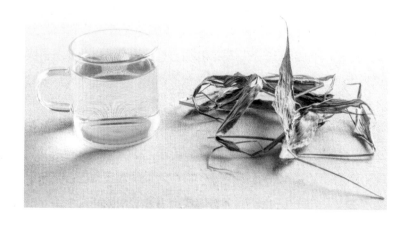

增强免疫力： 淡竹叶中的黄酮类物质很丰富，可提高人体对不良环境和疾病的抵抗能力。

延缓衰老： 淡竹叶中的黄酮类物质能有效抵抗自由基，具有类超氧化物歧化酶（SOD）活性，对亚硝化反应具有良好的阻断能力，有较强的抗氧化功能，延缓人体的衰老过程。

④ 桑叶

含有丰富的营养素： 医学研究表明，桑叶中含有丰富的氨基酸、纤维素、维生素、矿物质以及多种生理活性物质，具有降血糖、降血压、降血脂、延缓衰老等多种保健功效，对糖尿病、高血压、高血脂患者都有辅助治疗作用。

清除自由基： 桑叶中含有丰富的降糖成分（多糖、黄酮和生物碱类成分糖苷酶抑制剂），可以清除自由基，保持胰岛 B 细胞的结构完整，维持生理功能，降低糖尿病患者的血糖水平，促进胰岛素分泌和修复胰岛 B 细胞，预防并发症的发生。

降血糖： 药理研究证明，桑叶含有丰富的"生物碱"、多种氨基酸、糖苷酶抑制剂（DNJ）、桑叶多糖、挥发油等多种活性成分，有抑制血糖升高的作用。桑叶 DNJ 可抑制小肠对双糖的吸收，降低餐后血糖的高峰值；桑叶多糖能促进胰岛 B 细胞分泌胰岛素，并能促进细胞对糖的利用、肝糖原合成以及改善糖代谢作用，达到抑制血糖上升、降血糖的效果，能够使血糖指数达到一种平稳状态。

消水肿、降血脂、排毒： 桑叶中含有丰富的膳食纤维，有促进新陈代谢、清血、通便等作用。《药典》要求桑叶原料为"经霜"者，近代名医张山雷亦认为桑叶以老而经霜者为佳。研究发现，晚秋和霜后入冬时的桑叶有效物质含量明显较高。

⑤ 魔芋

辅助降血糖：魔芋中含有对糖尿病患者有辅助降糖作用的有效成分。魔芋多糖属于可溶性膳食纤维，它不被小肠消化吸收。研究结果表明，2 型糖尿病患者或糖耐量降低者每天食用魔芋精粉 10 克，1 ～ 2 个月后观察到魔芋有明显的降低空腹血糖和餐后血糖的效果。

调节脂质代谢：之所以称魔芋是"魔法师"，还因为魔芋中可溶性膳食纤维可与肠内胆酸结合，增加胆酸排泄，使体内胆酸合成增加，从而调节糖尿病患者脂质代谢，降低血胆固醇水平。

控制体重：魔芋中所含的魔芋葡甘露聚糖，对降低糖尿病患者的血糖有较好的效果。因其分子量大，黏性高，在肠道内排泄缓慢，能延缓葡萄糖的吸收，有效降低餐后血糖。又因为它吸水性强，含热能低，既能增加饱腹感，减轻饥饿感，又能减轻体重，所以是糖尿病患者的理想食品。

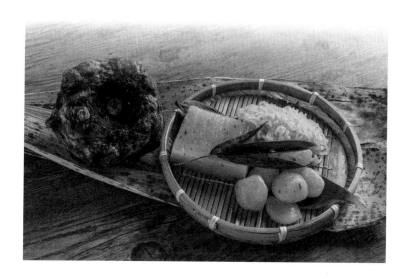

⑥ 山药

有效改善高血糖：
山药中的黏滑成分也是
由黏蛋白组成的，黏蛋
白能包裹肠内的其他食
物，使糖分被缓慢地吸
收，抑制饭后血糖急剧
上升，同时也可以避免
胰岛素分泌过剩，使血
糖得到较好调控。山药
还含有胰岛素分泌必不

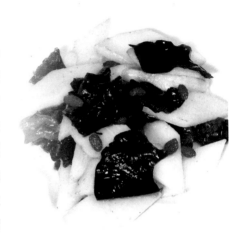

可少的镁和锌等有效成分以及维生素 B_1、维生素 B_2，这些成分促
进了血液中葡萄糖的代谢。此外，山药含有淀粉酶，是消化糖类的
酶，可使血液中不再积存糖分。

当主食吃：糖尿病患者可将山药当主食，最好在三餐前先吃
煮熟山药50 ~ 75克，再适量吃点主食。这样可控制淀粉类主
食的摄入量，避免血糖升高。

⑦ 银耳：银耳性味甘平，具有滋阴调燥、生津养胃的作用，
不仅营养丰富，而且有较高的药用价值，被人们誉为"菌中明
珠"。银耳中含有较多的银耳多糖和银耳孢子多糖，对胰岛素降
糖活性有显著促进作用。糖尿病患者宜常食银耳。用法：银耳
15 ~ 20克，炖烂后服食，每天1次。银耳热能较低，又含有丰
富的食物纤维，糖尿病患者食之有延缓血糖上升的作用。

⑧ 薏米：薏米性味甘淡微寒，是补肺健脾、利尿除湿的食
药两用之品。现代药理研究显示，薏米有降低血糖的作用，尤其

适用于肥胖型糖尿病伴有高血压者。薏米含碳水化合物低于大米，而蛋白质、维生素含量为大米的 3 倍，还含薏苡素和三萜类化合物，为"药食兼用"的保健营养品。薏米有抗癌、利尿、降压、降糖作用，尤其适合于以尿多、肥胖为主要症状的高血压兼糖尿病患者。

⑨ 香菇：香菇富含钾、镁、维生素 C 及多种氨基酸，具有补气血、降血糖的功效。香菇中的亚油酸还能起到降低胆固醇、降血压作用，而且没有副作用。另外，香菇含钙和磷，常吃可防治糖尿病性骨质疏松并发症。

⑩ 黑木耳：木耳含丰富的蛋白质、粗纤维、维生素和多糖类，是一种低热量、高营养的美味食品。黑木耳的主要有效成分——木耳多糖中的甘露聚糖、木糖、戊糖等多元糖醇和膳食纤维，有平衡血糖作用。研究发现：其所含的特异性酸性多糖体有修复胰岛 B 细胞功能和明显的降血糖功能。

⑪ 猴头菇：猴头菇富含蛋白质、多糖类和微量元素锰、锌、镁、硒和铬，为一种口味鲜美和营养丰富的食品。猴头菇有明显的安神降压、抗疲劳、增强免疫和降血糖作用，尤其适合于形体消瘦的糖尿病患者。近年发现猴头菇中含有丰富的蕈类纤维和葡聚多糖，已被证实有明显的降糖作用。

⑫ 糙米：吃糙米对于糖尿病患者和肥胖者特别有益。糙米中的淀粉物质被粗纤维组织所包裹，人体消化吸收速度较慢，因而能很好地控制餐后血糖升高；同时，糙米中的锌、铬、锰、钒等微量元素有利于提高胰岛素的敏感性。糙米饭的血糖指数比白米饭低得多，在吃同样数量时具有更好的饱腹感，有利于控制食量，从而帮助肥胖者减肥。

⑬ 含硒食物：硒作为人体必不可少的微量元素，对糖尿病患者有很好的食疗作用。硒最重要的生物学功能是抗氧化，消除自由基。补充适当的硒有助于改善胰岛素自由基防御系统和内分泌细胞的代谢功能。另外，补充富含硒的食物，可以通过改善糖尿病血液黏滞性增高状态，延缓糖尿病并发症发生，改善糖尿病预后，防止胰岛 B 细胞氧化破坏，促进糖代谢，降低血糖和尿糖。此外，硒除了产生胰岛素样作用以外，还有与胰岛素协同的作用。因此，糖尿病患者日常补硒可以多吃一些富含硒的食物，如牡蛎（贝壳类）、海鱼、香菇、芝麻、大蒜、芥菜等。

糖尿病食疗方

🍲 冬瓜蕃薯叶

原料配方：冬瓜 100 克，新鲜蕃薯叶 50 克。

制作方法：将冬瓜和蕃薯叶一同洗净后切碎，加水煮后食用，每天 1 次。

食疗作用：调理糖尿病，改善睡眠质量。

🍲 白萝卜薏仁燕麦粥

原料配方：白萝卜半个，薏仁（大粒）25 克，燕麦粒 25 克，山药 50 克。

制作方法：将白萝卜洗净后切小块，与薏仁、燕麦、山药入电锅内煮至熟烂即可当主食。

食疗作用：平衡血糖，改善低血糖症状。

🍲 **白果仁薏米**

原料配方：白果仁 8 ~ 10 粒，薏米 60 克。

制作方法：将白果仁和薏米加水适量煮熟。可当点心吃。

食疗作用：平衡血糖，调理脾虚泄泻、痰喘咳嗽、小便淋痛、水肿等。

🍲 **糙米茶**

原料配方：糙米 150 克，水 1500 毫升。

制作方法：用没沾油的锅，把糙米翻炒到黄褐色为止（用小火炒，不要爆裂）。在锅中放水煮开后，放进炒过的糙米马上停火，静置五分钟。将糙米过滤后当茶喝，糙米还可以煮粥，有助消化作用。

食疗作用：糙米茶有很好的三通效果。糙米茶是最天然的利尿剂，有促进新陈代谢、排出体内毒素的作用，能够帮助胰脏分泌胰岛素，并能降低血糖，是糖尿病患者的最佳食疗饮料。糙米因含有最丰富的天然植物纤维，有促进大便畅通作用。

👍 **糖尿病人群的生活方式指导**

对于糖尿病患者来说，改善生活方式是至关重要的。2 型糖尿病在高血糖治疗路径中，生活方式干预贯穿始终。生活方式改善不能控制血糖时应及时启动药物治疗，这时两者应相互结合，在规律饮食和运动的前提下进行药物降糖才能达到最佳效果。

① 保证充足的睡眠：充足的休息对于维持能量平衡和保持身体健康至关重要。建议糖尿病患者每晚保证 7 小时睡眠时间。有调查显示，缺乏睡眠会加重胰岛素抵抗、高血压、高血糖、血

脂异常的情况，并增加炎性细胞因子的释放。糖尿病患者需改善生活方式，注意休息，避免熬夜。

② 戒烟戒酒：吸烟有害健康。吸烟与肿瘤、糖尿病大血管病变、糖尿病微血管病变、过早死亡的风险增高相关。糖尿病患者在生活中应该避免接触所有的烟草制品。喝酒可引起血糖升高，易使糖尿病患者产生高血压、心脏病等并发症。

③ 运动治疗：运动可以促进胰岛素的分泌，使胰岛素工作得更活跃。运动可以帮助降低体重。体育运动不仅有助于控制血糖，还有助于控制体重和减肥。运动还有助于促进血液循环。

有氧运动：有氧运动对于改善血脂和血压都有好处。糖尿病患者规律运动需要将有氧运动和力量运动结合起来，应该先少量运动，逐渐增加强度和持续时间。

④ 阳光、空气

阳光：阳光可以帮助降低血糖，促进胰腺合成、分泌更多的胰岛素，还有杀菌、预防感染的作用。糖尿病患者的衣服、被褥、鞋子都要常晾晒。

空气：多呼吸新鲜空气，使血液中有足够的氧气，可促进血液循环。在清净的空气中作深长的呼吸，能使肺部贮满氧气，使血液清洁。

⑤ 愉悦心情：保持愉悦的心情有利于血糖稳定，降低血糖飙升的风险。坏心情让细胞免疫功能下降，使人体的免疫力变弱。西医学研究发现，人在坏情绪时，脑会刺激身体大量分泌一些拮抗胰岛素分泌的激素，血糖就会升高，甚至会加速脂肪的分解，导致酮症酸中毒。因此，糖尿病患者更需要缓解焦虑，消除紧张，转移注意力。听听轻快的音乐，跳跳舞，保持好心情胜过"补药"。

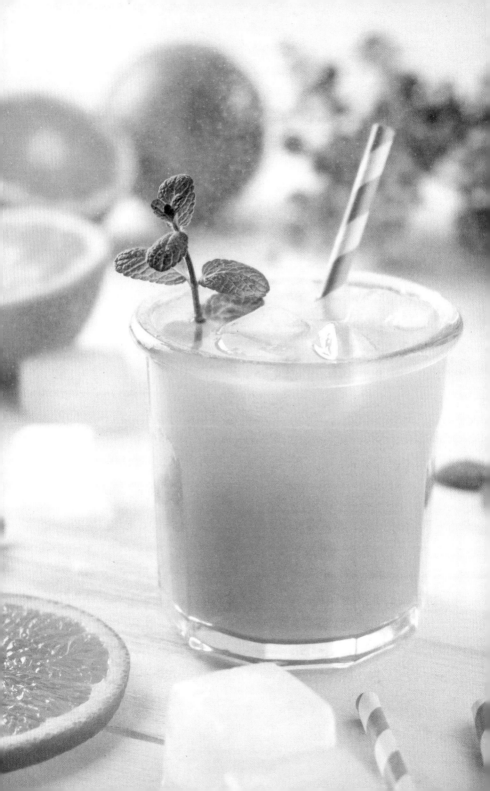

血尿酸高及
痛风人群的饮食指导

认识痛风

Q 什么是痛风

痛风是人体内嘌呤物质代谢失调，导致其代谢产物——尿酸在人体内浓度增高所致的疾病。过多的尿酸容易形成尿酸钠结晶，沉积于关节及附近软组织部位，引起全身关节，特别是指、趾、腕、踝、膝关节红肿疼痛。由于尿酸在人体血液中浓度过高，在软组织如关节膜或肌腱里形成针状结晶，导致身体免疫系统过度反应（敏感）而造成痛苦。一般发作部位为大拇指关节、踝关节、膝关节等。

痛风需要早发现早治疗，不要等到已出现典型的临床症状（如痛风结石）后才去求医。如果首次检查血尿酸正常，也不能轻易排除高尿酸血症及痛风的可能性。以后应定期复查，至少应每年健康检查一次，这样可使痛风的早期发现率大大提高。

✔ 血尿酸的正常值

人体尿酸值处于一个动态的范围。一般情况下男性体内的血尿酸值要高于女性人群。

男性血尿酸值参考范围为 149 ~ 416 µmol/L。

女性血尿酸值参考范围为 208 ~ 360 µmol/L。

血尿酸的测定是诊断嘌呤代谢所致痛风的生化指标。

影响血尿酸水平的因素较多，患者的血尿酸水平与其临床表现的严重程度并不一定完全平行，甚至有少数处于关节炎急性发作期的患者，其血尿酸浓度可以是正常的。

🔍 痛风的易感人群

① 60 岁以上的老年人，无论男、女及是否肥胖。

② 肥胖的中年男性及绝经后的女性。

③ 高血压、动脉硬化、冠心病、脑血管病（如脑梗死、脑出血）患者。

④ 糖尿病（主要是 2 型糖尿病）患者。

⑤ 原因未明的关节炎，尤其是中年以上的患者，以单关节炎发作为特征。

⑥ 多发性肾结石及双侧肾结石患者。

⑦ 有痛风家族史的成员。

⑧ 长期大量食用海鲜肉类，并有饮酒习惯的中年以上的人群。

⑨ 男性：男性更容易患痛风和高尿酸血症。痛风最常见的

是 40 岁以上的中年男性，痛风的男女发病比例是 20∶1。这其中脑力劳动者、身体肥胖者发病率又相对较高。

痛风偏爱男性的原因有两个：一是因为体内的雌激素水平比女性要低很多；二是因为男性比女性更喜欢饮酒、喜爱食用富含嘌呤和蛋白质的食物。以上两个原因使男性体内尿酸容易过量，尿酸代谢过慢从而致病。

💀 痛风对健康的危害

① 痛风性肾病：痛风如果没有很好地加以控制，最先受到牵连的就是肾脏。持续性高尿酸血症，20% 在临床上有肾病变表现。经过数年或更长时间可先后出现肾小管和肾小球受损，少部分发展至尿毒症，17% ~ 25% 患者最终死于肾功能衰竭。

② 尿路结石：痛风患者的尿呈酸性。因尿中尿酸浓度增加，较小的结石随尿排出，常无感觉。尿沉淀物中可见细小褐色砂粒；较大的结石可梗阻输尿管而引起血尿及肾绞痛。因尿流不畅继发感染成为肾盂肾炎。巨大结石可造成肾盂肾盏变形、肾盂积水。

③ 急性梗阻性肾病：见于血尿酸和尿中尿酸明显升高，由大量尿酸结晶广泛性梗阻肾小管所致。

④ 痛风结节：是人体内因血尿酸过度升高，超过其饱和度而在身体某部位析出的白色晶体。这些微小的晶体可以诱发痛风性关节炎的发作，还可造成关节软骨和骨质破坏、周围组织纤维化，导致慢性关节肿痛、僵直和畸形，甚至骨折。有些痛风石沉积在体表，如耳轮和关节周围，肉眼就可以看到。还有些痛风石沉积在肾脏，引起肾结石，诱发肾绞痛。

⑤ 急性关节炎：精神紧张、过度疲劳、进食高嘌呤食物、关节损伤、手术、感染等为常见诱因。起病急骤，多数患者在半夜突感关节剧痛而惊醒，伴以发热等全身症状。早期表现为单关节炎，以第一跖趾及拇趾关节为多见，其次为踝、手、腕、膝、肘及足部其他关节。

⑥ 肥胖、高脂血症：肥胖不但会使尿酸合成亢进，造成高尿酸血症，也会阻碍尿酸的排泄，易引起痛风。肥胖、高脂血症的主要原因为经常暴饮暴食。

⑦ 糖尿病：对痛风患者做口服葡萄糖负荷试验，结果发现有 30% ~ 40% 合并"轻症非胰岛素依赖型"糖尿病。如能早期就采用饮食疗法，并控制体重，胰岛素的感受性很快即可复原。

⑧ 高血压：痛风患者大约 50% 合并高血压。除了上述因肾功能障碍引起的肾性高血压之外，痛风患者合并肥胖也是原因之一。

⑨ 肾脏结石：据统计，痛风患者发生肾结石的概率为正常人的 1000 倍。在没有注意控制病情的痛风患者中，一年之内约有 35% 的患者有程度不同的肾功能损害；五年之内有 42% 的患者发生肾功能损害；五年以上发生肾功能损害的概率则可达到70% 以上。

很多痛风患者认为，痛风只不过就是发作时关节的剧痛，忍几天就好了，于是不予以重视，任其发展。殊不知，痛风在带来疼痛之外，还会带来很多"隐形杀手"，与这些隐形杀手相比，疼痛反倒在次要的位置了。所以，得了痛风，一定要重视饮食调理，以免身体遭受更大的伤害。

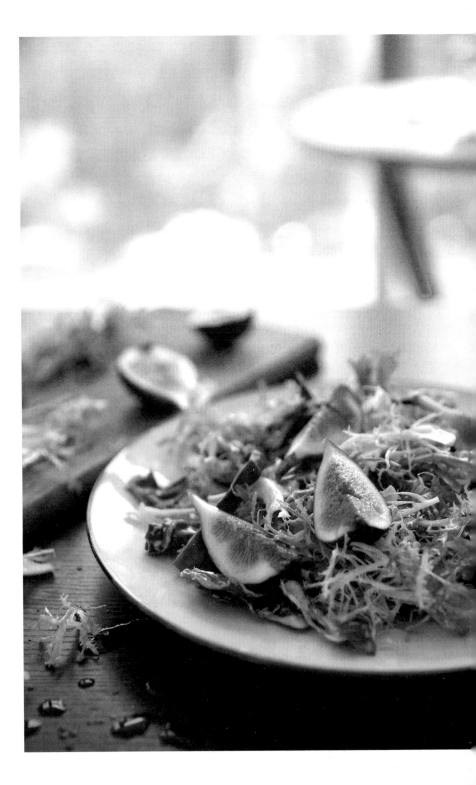

痛风、血尿酸高人群的饮食指导

✗ 痛风人群的饮食原则

① 限制高嘌呤食物：高嘌呤食物有动物内脏如肝、胰、心、肠、肾、脑；红色肉如猪肉、牛肉、羊肉；海鲜类如沙丁鱼、金枪鱼、凤尾鱼、鳃鱼、鲭鱼、肉汁、小虾、肉汤。避免吃炖肉、卤肉、动物类浓汤、火锅等。如果吃瘦肉、鸡肉、鸭肉等，应该煮沸后去汤食用。

② 控制蛋白质：可根据体重，按照比例来摄取。每公斤体重每天应摄取 0.8 ~ 1 克的蛋白质。蛋白质以牛奶、鸡蛋等优质蛋白为主。控制蛋白质摄入可减轻肾脏负担，保护肾功能。

③ 五谷杂粮：粗粮等食物有利于延缓血糖升高和促进尿酸排出。主食应该以五谷杂粮及薯类为主。

④ 供给充足的维生素、水和成碱性食物：膳食中的维生素一定充足，许多蔬菜和水果是成碱性食物，既能碱化尿液，又能供给丰富的维生素和无机盐。每日吃些柑橘、苹果以及多吃些绿叶蔬菜，可使体内有足够的维生素 B 和维生素 C，促进尿酸的代谢。

⑤ 限制高脂肪食物：因脂肪可减少尿酸排出，故应限制高脂肪食物的摄入。

⑥ 多喝水：每日摄入液体的总量不得少于 3000 毫升，以促进尿酸盐和尿酸排出。

⑦ 少油、少盐：少吃高脂肪食物，避免尿路结石。少吃盐，每天盐摄入量应该限制在 5 克以内。

⑧ 控制含糖饮料：过量饮用含糖的软饮料或果汁也可诱发痛风。每天喝两次或两次以上含糖软饮料的男性患病概率高达85%，所以，痛风或高尿酸血症患者不宜饮用含糖软饮料。

⑨ 注意烹调方法：合理的烹调方法可以减少食品中含有的嘌呤量，如将肉类先煮，弃汤后再行烹调，可减少嘌呤摄入量。

⑩ 痛风急性发作期食物选择

急性期的饮食选择：正常嘌呤摄取量为每天 600 ~ 1000 毫克。急性期应严格限制嘌呤摄取量在 150 毫克 / 天以下，蛋白质摄入量每日宜 50 ~ 70 克。禁止食用含嘌呤高的肝、肾、胰、鲭鱼、沙丁鱼、小虾、肉汁、肉汤、扁豆、黄豆以及菌藻类。

可选用下列含嘌呤很低的食物，以牛奶、鸡蛋（特别是蛋白）、坚果、谷类为蛋白质的主要来源。脂肪不超过 50 克，以碳水化合物补足热量的需要。液体的进量不少于每日 3000 毫升。

✕ 痛风人群的饮食禁忌

① 禁饮酒：乙醇容易使体内乳酸堆积，对尿酸排出有抑制作用，诱发痛风。白酒本身不产生尿酸，但有抑制尿酸排泄的作用。啤酒最容易导致痛风发作，应绝对禁止。

② 不宜吃火锅：据统计，经常大吃大喝的人，痛风的发病率可高达 30%，而常吃火锅的人痛风的发病率更高。这是因为火锅涮料主要是肉类、动物内脏、海鲜等，同时再饮啤酒的话就更是火上浇油。调查发现，吃一次火锅比吃一顿普通饭食所摄入的嘌呤要高出十倍，甚至数十倍。

③ 尽量少用强烈刺激的调味品或香料：辣椒、咖喱、胡椒、

花椒、芥末、生姜等调料，均能兴奋植物神经，诱使痛风急性发作，应尽量避免食用。

④ 少吃含嘌呤高的蔬菜：扁豆、豌豆、香菇、菠菜、豆类及其制品等含嘌呤较高，应限制食用。

⏰ 痛风三餐食谱参考

晨起：喝一杯温开水。做做体操，散散步或慢跑。

早餐：全麦馒头或麻酱花卷，煮鸡蛋，小菜，拌鲜蔬沙拉，鲜牛奶。

加餐：痛风生机饮（制作方法见痛风生机蔬果汁制作）。

午餐：糙米饭，什锦生菜沙拉，南瓜炒蛋白，蒜泥茄子（用蒜泥芝麻酱拌食）。

加餐：痛风生机饮。也可用鲜榨的生机蔬果汁加莱菔粉调匀饮用。

晚餐：薏米百合粥，五色大拌菜，莴笋炒百合，蔬菜饼（西葫芦、胡萝卜、韭菜、鸡蛋、虾皮等）。

🔍 食物中的嘌呤含量（减少摄入含嘌呤高食物）

根据嘌呤含量，将食物分为低嘌呤食物（每100克食物含嘌呤小于25毫克）、中等嘌呤食物（每100克食物含嘌呤25 ~ 150毫克）和高嘌呤食物（每100克食物含嘌呤150 ~ 1000毫克）三类。

① 低嘌呤食物（可放心食用）

主食类：米、麦、面食、淀粉、高粱、通心粉、马铃薯、甘薯、山芋等。

奶类、蛋类: 牛奶、乳酪等。

蔬菜类: 大部分蔬菜均属低嘌呤食物。

水果类: 水果基本上都属于低嘌呤食物,可放心食用。

饮料: 苏打水、矿泉水、淡茶、果汁、巧克力、可可等。

其他: 酱类、蜂蜜。

油脂类: 植物油、黄油、奶油。

坚果类: 葵花子、核桃、榛子、花生、腰果、芝麻、栗子、莲子、杏仁。

薏苡仁、糖、蜂蜜、海藻、琼脂制的点心及调味品。

② 中等嘌呤食物（不宜过量食用）

豆类及其制品: 豆制品（豆腐、豆腐干、乳豆腐、豆奶、豆浆）、干豆类（绿豆、红豆、黑豆、蚕豆）可适量食用。

肉类: 家禽、家畜肉。食用时最好弃汤食肉。但需限制食用量。

水产类: 草鱼、鲤鱼、鳕鱼、比目鱼、鲈鱼、鳗鱼、鳝鱼、香螺、鲍鱼等。

蔬菜类: 菠菜、冬笋、芦笋、香菇、海带、金针、蘑菇、菜花。

③ 高嘌呤食物（少吃或禁食）

动物内脏: 如肝、肠、心、肚、胃、肾、肺、脑、胰、浓肉汤等。

水产类: 鱼类,如鱼皮、鱼卵、牡蛎、带鱼、海鳗、沙丁鱼、凤尾鱼等。

其他: 酵母粉、各种酒类,尤其是啤酒。

✔ **痛风人群的食物选择**

① 沙棘：沙棘果含有丰富的有机酸等多种生物活性成分以及不饱和脂肪酸，可中和血液中的尿酸，降低血液中的胆固醇。沙棘中含有大量的维生素C、维生素A、维生素E等营养成分，有抗氧化作用。痛风和尿酸高的人食用，有很好的促进尿酸排泄作用。

现代研究证实，沙棘中含有的多种有机酸，如枸橼酸、柠檬酸、苹果酸等，进入人体代谢后，会产生碱性物质，从而能促进人体血液呈弱碱性，帮助人体将酸性有害物质（如尿酸）代谢出去，并能促进排尿，有助于体内尿酸的排出。

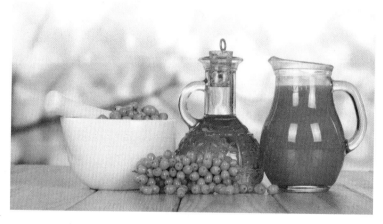

② 茯苓：茯苓药性平和，功能利水渗湿，利水而不伤正气，为利水渗湿要药，有利于将体内的尿酸排出体外。茯苓对小便不利、水肿等症也有很好的利尿消肿作用。

③ 山楂：山楂是一种水果，也属于一种中药。尿酸是引发痛风的主要原因，平时适量吃点山楂可以有效地降低体内的尿

酸，对预防高尿酸、高血压和高血脂等有益。

山楂中含有丰富的果胶，能吸附肠道毒素，刺激肠胃蠕动，帮助排出多余的尿酸，缓解痛风症状。

④ 酸枣仁：酸枣仁含酸枣仁皂苷、总黄酮、不饱和脂肪酸、多种维生素、矿物质等多种营养元素。酸枣仁中含有的酸枣仁皂苷有调节血压、血脂作用，可缓解高血压、高血脂、动脉硬化。酸枣仁可预防高尿酸引起的代谢性疾病的发生。

⑤ 百合：百合含有多种营养成分及秋水仙碱等生物碱，有抑制尿酸生成、溶解尿酸、促进尿酸排泄等作用。秋水仙碱还有缓解痛风疼痛、预防尿酸形成和痛风性关节炎等食疗功效。百合属于很好的碱性食物，嘌呤含量低，无论是煮粥、熬汤，还是蒸食，对痛风都有很好的缓解之效。

⑥ 奇异果：奇异果内含有丰富的维生素C，且含有促进尿酸溶解的碱性成分。此外，奇异果内含的钾也可以有效促使尿酸排出体外，预防和改善痛风症状。

⑦ 薏米：薏米含有丰富膳食纤维，能有效促进胃肠道蠕动，并具有利尿及利水的功效。薏米治疗痛风在我国很多医书上都有记载。如在《世医得效方》中说，薏米粥治久风湿痹，补正气，还能够消水肿，久服轻身益气。薏米对痛风有很好的食疗效果。

能抑制尿酸的合成：薏米有清热利水作用，能促进尿酸的排出。通过尿液排出体外，有效地净化血液，降低血尿酸。

改善关节炎的症状：薏米治疗痛风性关节炎，特别是对关节炎急性发作期有很好的效果，能迅速地缓解和改善关节炎症状，而且安全、无毒副作用。

薏米可以作为痛风患者的主食，既能为机体供给必需的热量，又是很好的食疗佳品。薏米须长期服用才能发挥其辅助食疗作用。

⑧ 番茄：番茄含有丰富的茄红素、β 胡萝卜素、维生素 C 等，可以有效阻止自由基破坏人体细胞。番茄内含丰富的维生素 P，可增加血管的畅通性，减少尿酸在血液及关节里的沉积。

⑨ 苦瓜：苦瓜含有丰富的维生素 C 及矿物质，含有多肽等活性物质，更可以活化胰脏功能，有效降低血糖。对于痛风并伴有糖尿病的患者来说，苦瓜是很好的降血糖及尿酸的食物。苦瓜内还含有三萜类化合物，可以降低炎性细胞诱发的炎症反应。痛风患者在发作时期，可以多吃点苦瓜。

⑩ 冬瓜：冬瓜皮、子、肉都可入药。冬瓜皮利水消肿，清热解暑；冬瓜子清肺化痰，对肺热咳嗽有很好的治疗作用；冬瓜肉有利水、清热的作用，可用治水肿、咳喘。经常吃一些冬瓜，有保护心脑血管、降低体内胆固醇作用，还可以清除体内过多的尿酸，维持体液平衡。

⑪ 黄瓜：黄瓜中的营养元素非常丰富，酶活性也比较高。经常吃黄瓜，可促进机体的新陈代谢和血液循环，有利于加速体内尿酸的排出。

⑫ 芹菜：芹菜中含有钾元素，可以防止尿酸蓄积，有比较明显的利尿作用。在利尿的同时，会将尿酸跟尿液一起排出，有效降低尿酸含量。芹菜叶中含有丰富的芹菜素，能显著抑制黄嘌呤氧化酶的活性，减少体内嘌呤的生成，从而降低尿酸。痛风患者可经常食用芹菜，榨汁或凉拌都很好。

⑬ 樱桃：樱桃中的花青素及维生素 E 等，可起到抗氧化、抗炎作用，并能促进血液循环，有助于尿酸的排泄，缓解痛风、关节炎所引起的不适。每天可以吃十几颗樱桃。

痛风食疗方

☞ 萝卜汤

原料配方：萝卜 250 克，植物油 25 克，柏子仁 30 克，水 500 毫升，盐少量。

制作方法：萝卜洗净切块，与植物油同煸，加柏子仁、水，同煮至熟，加盐少量，食萝卜及汤。

食疗作用：适用于尿酸高、痛风人群。

☞ 薏仁粥

原料配方：薏仁三份，白米一份。

制作方法：取适量薏仁和白米，两者的比例为 3：1。薏仁先用水浸泡 4～5 小时，白米浸泡 30 分钟，然后两者混合，加水一起熬煮成粥。

食疗作用：健脾祛湿，利水消肿。促进尿酸排泄。

☞ 冬瓜汤

原料配方：冬瓜 300 克（带皮），红枣五颗，姜丝、油适量。

制作方法：取冬瓜、红枣、姜丝，先用油将姜丝爆香，然后连同冬瓜片和红枣一起放入锅中，加水及适量的调味料煮成汤，喝汤。

食疗作用：利尿消肿，促进尿酸排泄。

☞ 玉米须饮

原料配方：鲜玉米须 100 克，菊粉适量。

制作方法：鲜玉米须加水适量，煎煮 1 小时滤出药汁，小火浓缩至 100 毫升，停火待冷，加菊粉搅拌吸尽药汁，冷却后晒干压粉装瓶。每日 3 次，每日 10 克，用开水冲服。

食疗作用：具有清热利尿、防止肾结石作用。

🍲 **痛风生机饮**

　　原料配方：东北雌性红萝卜半个，苹果半个，蜂蜜适量。

　　制作方法：将红萝卜洗净切块（不去皮），苹果洗净去核，放养生机或磨汁机搅汁服用。每天 2 次，每次 150 毫升。

　　食疗作用：清热止痛，利尿消肿，促进嘌呤代谢，缓解痛风症状。

👍 痛风人群的生活方式指导

　　① 适度运动：避免剧烈运动和长时间运动。因为剧烈运动和长时间运动可以导致代谢增快，嘌呤产生增多，导致痛风发作。

　　② 控制体重。

　　③ 戒烟酒。

　　④ 避免吃海鲜、动物内脏、浓肉汁汤等高嘌呤食物。

　　⑤ 避免过度劳累、紧张、受寒、关节损伤等诱发因素。

　　⑥ 保持心情愉快，避免过度疲劳、焦虑。强烈的精神创伤易诱发痛风。

　　⑦ 慎用可能引起尿酸排泄的药物和使尿酸升高的药物。

　　⑧ 避免穿过小的鞋子，避免外伤。

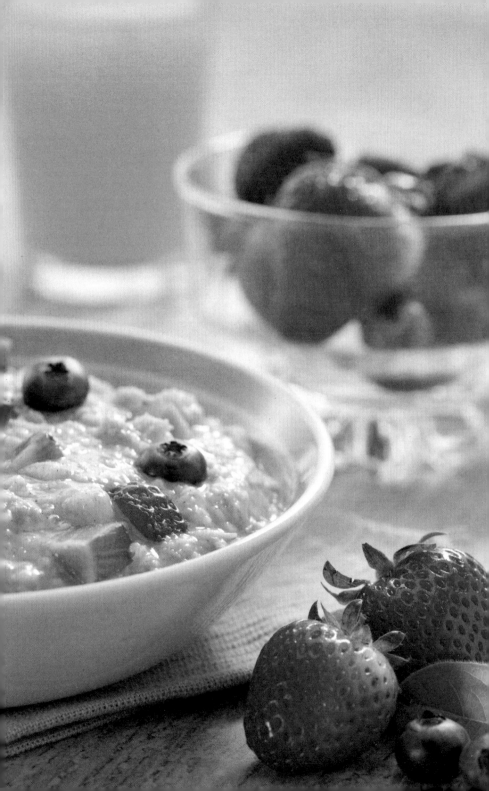

饮酒及脂肪肝人群的
饮食指导

养肝护肝的重要性

01 肝脏是不会喊痛的"哑巴"

医学界流传着这么一句话：肝是哑巴，胃是喇叭！这句话的意思是：当胃出现问题时，它会通过各种疼痛向我们发出求救信号，但当肝出现问题时，它却像一个哑巴一样，不知道向我们求救。

因为，肝脏是人体唯一没有痛觉神经的器官。无论它累成什么样，从不叫苦呻吟，也不会喊痛，这就是人们经常忽略它的健康状况的根本原因，也是为什么肝癌一发现，就是晚期的原因。

02 肝脏是最重要的代谢和解毒器官

肝脏是人体最大的解毒工厂。人体胃肠道所吸收的营养物质和毒素等，都是由肝脏进行分解、合成及解毒。至今为止，人类无法设计出人造肝脏。

现代人生活节奏快，工作压力、生活压力越来越大。加班、应酬、熬夜是家常便饭，饮食不规律、营养不均衡、缺乏运动、熬夜、酗酒等不良生活方式，使肝脏承受巨大的负荷，造成日积月累的损伤，导致常见的酒精肝、脂肪肝、肝炎、肝硬化、肝癌等病变。

03 长期饮酒对健康的危害

① 营养素缺乏：长期饮酒可以导致体内多种营养素缺乏。白酒是纯热能食物之一（每克酒精产生 7 千卡热量），在体内可分解产生能量，但不含任何营养素。过量饮酒能减少多种重要营养素的吸收，导致如蛋白质、维生素（特别是维生素 B_1、B_2、B_{12} 及叶酸）的缺乏。摄入食物减少以及长期过量饮酒损伤肠黏膜，影响肠对营养素的吸收，导致多种营养素缺乏。

② 影响脂肪代谢：过量饮酒可造成体内脂肪代谢紊乱。

③ 酗酒猝死：据测定，喝白酒约 5 分钟后乙醇就会进入血液，随血液在全身流动。人的组织器官和各个系统都要受到乙醇的毒害。短时间大量饮酒，可导致酒精中毒，严重者可造成生命中枢麻痹，心跳呼吸停止以致死亡。

④ 乙醇对心脏、脑细胞有直接的毒性作用：乙醇能损害心

脏收缩功能，引起继发性心肌病，导致猝死的发生。

⑤ 损害食管和胃黏膜：乙醇对食管和胃黏膜的损害很大，会引起黏膜充血、肿胀、糜烂，导致食管炎、胃炎、急性应激性溃疡大出血。酗酒者通过胃镜发现，饮酒后 30 分钟就会出现不同程度的胃黏膜糜烂，即应激性溃疡。应激性溃疡是上消化道出血致死的重要原因。

⑥ 急性胰腺炎：过量饮酒与急性胰腺炎的发病有密切关系，此外还会诱发急性胆囊炎等。

⑦ 诱发脑卒中：乙醇影响脂肪代谢，升高血胆固醇和甘油三酯。大量饮酒会使心率增快，血压急剧上升，极易诱发脑卒中。

⑧ 记忆力减退：据检测，饮酒 10 分钟后脑细胞便开始受损。乙醇可使大脑皮层萎缩，大脑功能发生障碍，出现意识障碍、记忆力减退等。

⑨ 肝损伤、肝硬化：乙醇大部分是由肝脏分解的，对乙醇最敏感的器官是肝脏。连续过量饮酒能损伤肝细胞，干扰肝脏的正常代谢，进而导致酒精性脂肪肝、酒精性肝炎，甚至酒精性肝硬化。80% ~ 90% 的肝硬化患者可能与饮酒有关。

⑩ 引发癌症：西医学研究表明，过量饮酒比非过量饮酒者口腔、咽喉部癌肿的发生率高出两倍以上；甲状腺癌发生率增加 30% ~ 150%；皮肤癌发生率增加 20% ~ 70%；在食管癌患者中，过量饮酒者占 60%，而不饮酒者仅占 2%；乙型肝炎患者本来发生肝癌的危险性就较大，如果酗酒或过量饮酒，则肝癌发生率更大。

⑪ 酗酒影响性功能，殃及后代：酗酒和嗜酒可使男子出现性欲减退、性功能障碍、阳痿、不射精及精子发育不良等。

⑫ 可导致骨质疏松：饮酒过度所引起的营养不良和吸收障碍，均能使骨质形成和骨矿质化减少，日久可以导致骨质疏松症，引起股骨头坏死。

04 脂肪肝为健康敲响警钟

国际卫生组织呼吁现代人，警惕脂肪肝！脂肪肝是一种危害重大的疾病。脂肪肝、酒精肝极易进展为肝炎、肝纤维化和肝硬化、肝癌等严重疾病。慢性嗜酒人群脂肪肝发病率约为 58%；脂肪肝并发肝硬化、肝癌的概率是正常人的 150 倍；糖尿病发病率是正常人的 120 倍。

近年来，随着人们生活水平的提高，脂肪肝患者越来越多，脂肪肝是不良生活方式引发的后天性疾病。饮食和运动调节是治疗脂肪肝重要的两个环节。单纯性脂肪肝和脂肪性肝炎是可以逆转的，一旦发展为肝纤维化、肝硬化，则不可再逆转了。脂肪肝没有特效药，最重要的治疗方法是营养干预、饮食调理和运动。

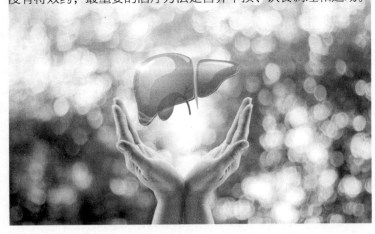

饮酒人群的饮食指导

✕ 脂肪肝人群的饮食原则

脂肪肝的饮食调理目的：保护肝脏，促进受损肝细胞的修复。

① 控制总热量：肥胖是脂肪肝大敌。合理控制每日热量的摄入是治疗脂肪肝的首要原则。酒精性脂肪肝人群，饮食上应适当摄入高蛋白、高维生素，尽量减少不饱和脂肪酸的摄入，做到合理的营养搭配。增加蛋白质的摄入量，多选用脱脂牛奶或者酸奶、鸡蛋清、鱼类、虾类等高蛋白低脂肪的食物，这些食物有利于肝细胞的修复与再生。

② 肥胖性脂肪肝的饮食：应在保证营养全面的前提下，控制饮食，加强锻炼，控制体重增长。从营养学角度讲，中度脂肪肝饮食原则是提倡高蛋白质、高维生素、高纤维素、低糖、低脂饮食。同时注意限制高胆固醇食物摄入，多吃新鲜的绿叶蔬菜和水果，尽量避免过多零食、夜食、高热量及过度调味的食物，以防止体内脂肪过度蓄积，导致脂肪肝的进一步加重。

③ 减少脂肪的摄入：控制脂肪和胆固醇的摄入。尽量不吃猪肝、鸡肝、鸡皮、肥肉、鱼籽、蟹黄、鱿鱼、沙丁鱼等胆固醇高的食物。

④ 限制糖类、碳水化合物的摄入：过多摄入含糖量高的食物如蔗糖、果糖、葡萄糖、冰淇淋以及甜点等，能增加肝脏的代谢负担，不能被机体充分吸收利用，在体内将转变为脂肪，沉积于肝内或皮下组织，加快脂肪肝发展。巧克力、精致糖类、果

酱、甜饮料、水果罐头和各种甜点等都应严格限制。主食应尽量选用五谷杂粮类粗粮。

⑤ 饮食要合理搭配：主食应粗细杂粮搭配，多食用蔬菜、水果和菌藻类以保证足够数量膳食纤维的摄入。富含膳食纤维的食品有粗麦粉、糙米、燕麦米、苦荞麦、硬果、豆类、香菇、海带、木耳等。多种维生素能保护肝细胞，促进肝脏和肠道排毒，防止毒素对肝细胞的损害。

⑥ 多吃富含维生素 C 的食物：富含维生素 C 的食物如西红柿、柑橘、草莓、柠檬、猕猴桃等有助肝脏解毒，对保肝护肝非常有益，使脂肪肝得到有效控制。

⑦ 多吃绿色蔬菜：中医讲究"五色入五脏"，青色入肝，红色入心，白色入肺，黄色入脾，黑色入肾。青色入肝，多吃些青（绿）色的食物，对肝脏有好处。

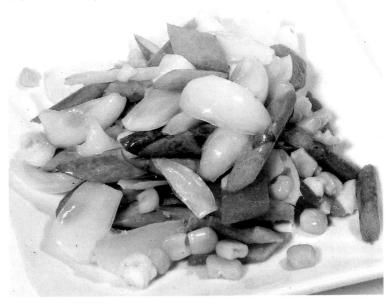

⑧ 不宜饮酒：脂肪肝患者首先应无条件戒酒。乙醇进入人体后大部分都是在肝脏内解毒、分解代谢，长期或大量饮酒是造成酒精性脂肪肝的直接原因。

⑨ 不宜吃辛辣刺激食物：比如辣椒、洋葱、蒜、胡椒等。

⑩ 烹饪方法：尽量食用植物油，每日摄入量不超过 25 克；控制食用盐的摄取量，每日摄取量不宜超过 6 克。

⑪ 在外就餐的注意事项：点菜时，尽量不点油炸、油煎、香酥、干锅、"水煮"之类的菜式，因为脂肪含量太高，而且脂肪经过长时间加热，氧化产物多，对心血管有害。可以多点凉拌、清炒、蒸、煮、炖的菜肴。

主食以蒸南瓜、蒸红薯、蒸玉米、豆类粥、燕麦粥为主。最好不超过七分饱。

⑫ 在家饮食的注意事项：在家吃饭最好是 1 荤配 3 素，如一份低脂的鱼、肉或蛋加一份绿叶菜加一份凉拌菜。晚餐用豆制品替代肉类更好。多吃点粗粮豆类，保证每天摄入 30 克的膳食纤维。

✕ 解酒护肝饮食注意事项

① 宜慢不宜快：饮酒后 5 分钟乙醇就可进入血液，30 ~ 120 分钟时血中乙醇浓度可达到顶峰。饮酒快则血中乙醇浓度升高得也快，很快就会出现醉酒状态。若慢慢饮入，体内有充分的时间把乙醇分解掉，乙醇的产生量就少，不易喝醉。

② 喝酒前一定要吃下酒菜：因为乙醇经肝脏分解时需要多种酶与维生素的参与。酒精度数越高，所消耗的酶与维生素就越多，应及时补充。新鲜蔬菜、鲜鱼、瘦肉、豆类、蛋类等均可作

下酒菜。不宜食用咸鱼、香肠、腊肉等，因其含有色素与亚硝酸盐，与乙醇反应不仅会伤害肝脏，而且易造成口腔与食道黏膜的损害。

③ 喝酒前吃点食物可以护胃：预防醉酒的最好方法就是在喝酒之前先食用些食物，如酱牛肉、山药羹、牛奶等。利用食物的特性保护胃黏膜，防止乙醇快速渗透。千万不要空腹喝酒或将汽水、苏打水和酒一起饮用，这将会使胃部在没有保护的情况下加快乙醇的吸收速度，使肝脏来不及解毒，乙醇浓度增高导致醉酒。

④ 不能空腹饮酒：调查结果显示，习惯空腹喝酒的人患高血压的概率是从不喝酒者的 1.5 倍。在不吃饭时喝酒对高血压有明显的影响，不论喝酒的量有多少。

⑤ 饮酒前后吃点水果：苹果、梨、菠萝、橙子、甜柿子之类的水果含有大量的果糖，可以使乙醇氧化，加快乙醇分解代谢。

✔ 养肝护肝的食物选择

① 枳椇子

野生枳椇子是一种奇缺的药食两用果品。枳椇子是中医学中最具代表性的解酒护肝食物，也是历代医家用于解酒养肝的要药。

枳椇子的营养成分：西医学研究表明，枳椇子含多种维生素和人体必需的 8 种氨基酸以及钙、铁、磷、铜、锰、锌等微量元素，以及过氧化物酶、生物碱等，有清除自由基、解酒护肝作用。

枳椇子的食疗作用：枳椇子中含有大量的葡萄糖、有机酸，既能补充人体能量，又有解酒毒和醒酒安神作用，其功用"不易伤正"，且无任何副作用。《本草纲目》《中药大词典》均有记载，枳椇子对解酒、解毒、解热、解除口臭等有较好效果，对酒精中毒有独特疗效。

枳椇子解酒功效古来有之，始见于《新修本草》。以后历代本草方书多以之为解酒专药记载，流传至今。

《新修本草》载枳椇子："味甘，平，无毒……以木为屋，屋中酒则味薄。"

《食疗本草》言："枳椇，能败酒味……昔有南人修舍用此木，误落一片入酒瓮中，酒化为水也。"

《本草备要》载："屋外有枳椇树，屋内酿酒多不佳。"

《本草便读》载："倘屋外植此木，屋内酿酒均致败坏，物性相制如此。"

枳椇子解酒毒不但医书多有记载，民间也素有"千杯不醉枳椇子"的说法，用枳椇子解酒在民间广泛使用，并由此产生了很多解酒护肝的神秘传说。

解酒护肝，预防脂肪肝：国内外大量研究表明，枳椇子提取物对过量饮酒导致的酒精性肝损伤、酒精性脂肪肝具有明显的预防和治疗作用。

通利二便：枳椇子含有葡萄糖、有机酸、维生素和无机盐等，有较强的利尿、加速肠道蠕动等作用，故能通利二便，促进乙醇及代谢产物的排出。

调理血脂、血压：研究发现，枳椇子含有皂苷，有降低血脂、血压等作用，还能消除人体过多脂肪，对脂肪肝也有很好的预防和调理作用。

② 葛根

《备急千金要方》《药性论》等中医学典籍均记载葛根能"解酒毒""治酒醉不醒"。葛根有"千年人参""植物黄金"之美称。

葛根的营养成分：葛根含有丰富的人体必需的蛋白质、氨基酸、碳水化合物、维生素，以及铁、钙、铜、硒等矿物质。矿物质元素中以钾、镁、钙含量较为丰富。葛根含 12% 的黄酮类化合物，如葛根素、大豆黄酮苷等，是葛根的主要活性成分。西医学研究表明：葛根素对高血压、高血脂、高血糖和心脑血管疾病有一定疗效。

养肝护肝：葛根中含有的 3 种皂角苷和 13 种异黄酮，在免疫系统和内分泌系统协调作用下，能有效改善乙醇引起的新陈代谢异常，促进乙醇分解，起到解酒保肝作用，并能减轻因饮酒过多引起的头痛、头晕、呕吐、烦渴等症。经常食用葛根有助于保肝排毒。动物实验表明：葛根中的黄酮成分能提高小鼠对乙醇的

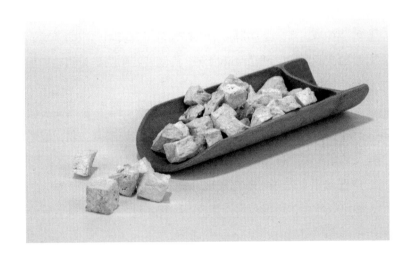

耐受量，降低血中乙醇含量，还有增加冠状血管血流量、解痉、止呕、除烦渴之功效。

保护大脑： 葛根中含有的大豆苷能分解乙醇，促进代谢和人体汗液的排出，减少乙醇对大脑功能的抑制作用，减少乙醇对大脑的伤害。

保护胃黏膜： 葛根提取物进入人体后，会在胃肠黏膜上形成一层不溶于乙醇的保护膜，减少肠胃对乙醇的吸收，促进血液中乙醇的代谢和排泄，降低血中乙醇浓度而发挥解酒作用。

保护心血管： 葛根中含有葛根素。葛根素为一种植物性激素，对心脑血管有保护作用。实验证明，葛根素有利于保护缺血的心肌细胞，促使心功能恢复，起到降血压、降低胆固醇、防治心脑血管疾病的作用。葛根素有促进胰岛细胞修复作用。

③ 茯苓

茯苓的营养价值： 现代研究发现，茯苓含茯苓多糖、茯苓酸、葡萄糖、蛋白质、氨基酸、有机酸、脂肪酸、卵磷脂、胆碱及多种营养素。茯苓多糖能增强机体免疫功能，有明显的抗肿瘤及保肝护肝作用。古人称茯苓为"四时神药""除湿之圣药"。

保肝护肝： 茯苓中的主要成分为茯苓聚糖，对饮酒所引起的肝损伤有保肝解毒作用。

保护胃黏膜： 茯苓有降低胃酸作用，能预防消化道溃疡，对饮酒引起的胃炎和胃黏膜损伤有保护作用。

提高免疫力： 茯苓中含有的茯苓多糖、茯苓酸等能增强机体免疫功能，保护肝脏。

利水渗湿： 茯苓有利水渗湿、健脾、化痰、利尿、宁心安神作用，能促进乙醇等代谢产物的排出。

④ 陈皮

陈皮的营养成分：陈皮含有蛋白质、维生素及钙、镁、铁、钾、挥发油、橙皮苷、维生素 B、维生素 C 等成分。其所含的挥发油对胃肠道有温和刺激作用，可促进消化液的分泌，排除肠管内积气，增加食欲，并能帮助排尿、排汗，促进乙醇排出，发挥解酒作用。陈皮的苦味是以柠檬苷、苦味素为代表的"类柠檬苦素"，其味平和，易溶解于水，有助于食物的消化。

陈皮的食疗作用：陈皮中的"类柠檬苦素"能够加快人体肠道蠕动，同时能加快乙醇的分解排出，对醉酒后恶心、呕吐可起到健脾醒酒作用，尤其适合酒醉不醒、呕吐反酸的人群饮用。

⑤ 山楂

山楂的营养成分：山楂含多种维生素、酒石酸、柠檬酸、山楂酸、苹果酸等，还含有黄酮类、糖类、蛋白质、维生素，钙、磷、铁等矿物质以及红色素、果胶等。山楂有活血化瘀、健脾开胃、消食化滞、降脂降压、化痰解毒之功效。

解酒护肝：山楂中含有山萜类、黄酮类等活性成分，能作用于肝激酶系统，激活肝激酶活性，增加肝激酶数量，保护肝细胞免受乙醇的损伤。药理研究证明，山楂含有的解脂酶可增加胃液消化酶的分泌，促进乙醇分解，有解酒、消食、健胃之功。

健胃消食：山楂有促进脂肪类食物的消化、促进胃液分泌的作用，对脂肪肝有预防和调理作用。山楂是养肝护肝、助消化的推荐食物。

⑥ 玉米须

玉米须的营养成分：现代研究表明，玉米须含有黄酮（玉米须黄酮类物质含量是玉米粒的 15 倍多）及苷类、甾醇、谷固

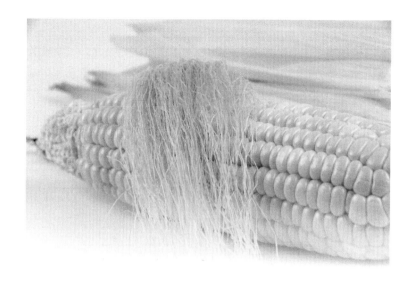

醇、豆固醇和挥发性生物碱，并含有低聚糖和多糖类以及多种有机酸、挥发油、微量元素等。中医认为，玉米须入肝、肾、膀胱经，有利尿消肿、降压、降糖、平肝利胆作用。

利胆利尿：玉米须含有多糖类、有机酸、无机盐等，有增加胆汁分泌、促进胆汁排泄作用。玉米须含有丰富的钾元素，有利尿、消浮肿、降低尿蛋白、改善肾功能作用。

保肝护肝：玉米须多糖对肝脏有保护作用；玉米须总黄酮对大鼠慢性肝损伤有改善作用，能明显降低慢性肝损伤大鼠血清中的谷丙转氨酶、谷草转氨酶水平，降低血清和肝脏中丙二醛含量，升高超氧化物歧化酶（SOD）的活性。

⑦ 低聚果糖

低聚果糖是一种优良的水溶性膳食纤维和天然活性物质，甜度为蔗糖的 0.3 ~ 0.6 倍，具有调节肠道菌群、减少肝脏毒素等作用。

低热能： 由于低聚果糖不能被人体直接消化吸收，只能被肠道细菌吸收利用，故其热值低，不会导致肥胖，有间接减肥和预防脂肪肝作用，也是糖尿病患者良好的甜味剂。

促进肝糖原形成： 低聚果糖可以促进肝糖原的形成，为肝脏提供更多的能量；有效降低血液中乙醇的含量，起到解酒护肝作用。

排毒养肝： 低聚果糖能有效清除体内的垃圾毒素，减少大肠吸收有害毒素进入肝脏，起到减轻对肝脏的毒害作用。实验表明，低聚果糖有加速乙醇代谢、延缓乙醇吸收和加快乙醇清除作用。

⑧ 玉米肽

玉米肽是从玉米中提取，经过酶降解及特定小肽分离技术获得的小分子多肽物质，具有抗氧化、抗高血压、增强免疫力、抗疲劳、保肝护肝、修复肝细胞等多种生物活性。

保护肝脏： 玉米肽能够促进肝脏的解毒功能，减少有害化学物质对肝脏的损伤。实验证明，玉米肽对乙醇等多种化学物质引起的肝损伤均有明显的保护作用。病理学检查显示，玉米肽可明显减轻肝细胞脂肪变性，改善肝组织损伤程度，有重要的保肝护肝作用。同时，玉米肽中含有丰富的谷氨酸，能补充血液中因受乙醇抑制而减少的氨基酸，维持脑细胞的能量供应和神经活动，减少乙醇造成的神经系统伤害。

促进醒酒： 玉米肽中含有高浓度的丙氨酸和亮氨酸。摄入玉米肽以后，通过提高血液中丙氨酸和亮氨酸的浓度，增强肝脏乙醇脱氢酶和乙醛脱氢酶的活性，促进体内乙醇的分解和代谢，降低血液中乙醇的浓度，达到降低醉酒程度和促进醒酒的作用。

抗氧化，延缓衰老：玉米肽有类似超氧化歧化酶（SOD）的抗氧化作用，对自由基有很强的清除作用。因此，玉米肽不仅对肝脏有保护作用，还能提高身体的抗氧化能力和延缓人体衰老过程。

⑨ 水果类

草莓：草莓含有多种维生素，尤其是维生素 C 的含量比较多，还含有维生素 A，有养肝明目作用。草莓还含有丰富的膳食纤维和果胶，有助于消化，防止便秘。经常食用草莓，能清洁胃肠道，并保护肝脏。

柑橘：柑橘中含有丰富的维生素 C 和类胡萝卜素，可提高抗氧化能力，对肝脏有保护作用。

梨：梨具有养阴清热、降低血压的功效。心脏病、高血压、肝炎、肝硬化的患者经常喝些梨汁大有益处。

乌梅：乌梅以"酸入肝"著称，具有敛肝、补肝的医用功效，不仅能够"和肝气，养肝血"，而且还能促进消化吸收，加强肝脏的解毒能力，进而达到调肝、养肝、护肝的作用。

葡萄：葡萄中含有多种维生素和丰富的葡萄糖，能够减轻腹水，保护肝脏，消除下肢浮肿，还能提高血浆白蛋白，降低转氨酶。葡萄中的有机酸、葡萄糖、维生素、氨基酸对大脑神经有兴奋作用，对肝炎伴有的疲劳症状和神经衰弱有改善效果。

⑩ 蔬菜类

大蒜： 大蒜中含有非常丰富的大蒜素，能增强肝功能。大蒜中的蒜硫胺素则能促进身体的新陈代谢，有助于活跃肝功能。另外其含有的二烯丙基硫化物和 s- 烯丙基 -L- 半胱氨酸等成分，能活化各种酶，起到保护肝脏，促进肝脏解毒、排毒作用。大蒜不宜过多生食，以免刺激胃黏膜。

菠菜： 菠菜性甘凉，具有滋阴平肝、清理毒素、助消化的作用，对于肝阴不足者有着较好的辅助治疗作用。菠菜中含有的大量维生素和微量元素，有增强免疫力、促进身体新陈代谢、排除垃圾毒素的作用。

提示：菠菜含草酸高，食用时可在开水中焯几分钟再凉拌或做汤食用。

竹笋： 竹笋中富含植物蛋白以及钙、磷、铁等营养元素，同时有低脂肪、多纤维素的属性，是有很好食疗作用的蔬菜。食用竹笋具有一定的滋阴益血、清肝明目功效。竹笋中富含的多种维生素被人体吸收可以提高肝功能，促进肝细胞再生，同时抑制病毒对肝脏的损害。

西红柿： 西红柿中富含大量的维生素 C，而维生素 C 是维持人体新陈代谢所必需的物质。富含维生素 C 的食物有助于增强肝脏的代谢功能，同时还能够助肝脏解毒，对保肝护肝有非常好的功效。

荠菜： 荠菜味甘、性平，入心、肺、肝经，含有磷、钙、铁、胡萝卜素、维生素 B_1、维生素 B_2、维生素 C 等多种有益元素，有利尿、清肝、明目作用，还能增强人体的免疫力，清肝解毒，保护肝脏的健康。

蘑菇：蘑菇是摄取硒的好来源。蘑菇含硒不仅丰富，而且容易被人体吸收，多食用是养肝护肝的有效措施。特别是喜欢喝酒的人，更适合经常食用蘑菇等含硒丰富的食物。

养肝生机蔬果汁

🍲 青柚芹菜汁

原料配方：柚子肉 250 克，芹菜 400 克，蜂蜜 10 克。

制作方法：将芹菜和柚子一起放磨汁机内磨取原汁，与蜂蜜混匀即可饮用。

食疗作用：能快速消除酒后口气和酒后颜面发红、胃肠不适等症状。

🍲 柚子西瓜汁

原料配方：西瓜 350 克，柚子 250 克。

制作方法：将西瓜去皮、籽切块；柚子去皮，切小块。放磨汁机内磨取原汁，随意饮。

食疗作用：西瓜有清热解暑、解烦渴、利小便、解酒毒等功效。柚子对消除酒后口腔中的酒气有很好的效果。

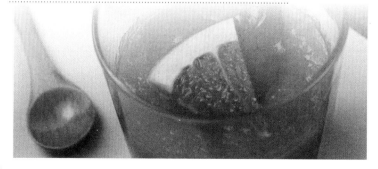

雪梨葡萄汁

原料配方： 雪梨 2 个，葡萄 250 克。

制作方法： 取雪梨洗净，切片；葡萄洗净，摘粒。将雪梨和葡萄同放磨汁机磨取原汁饮用。

食疗作用： 新鲜葡萄有预防酒后反胃、恶心作用。葡萄中含有丰富的酒石酸，能与酒中的乙醇相互作用形成酯类物质，达到解酒目的。如果在喝酒前吃，还能有效预防醉酒。雪梨也有清热解酒作用。

苦瓜苹果汁

原料配方： 苹果 100 克，苦瓜 250 克，蜂蜜少量，矿泉水 150 毫升。

制作方法： 将苹果洗净、去核、切片，放入搅拌机，加常温矿泉水适量，绞成汁；将苦瓜洗净，榨汁机榨取原汁；将 2 汁混合，调入蜂蜜，随时饮用。

食疗作用： 苹果酸能消除人体内乳酸，故有消除酒后疲劳、安神作用。苦瓜能调节人体生理功能，具有清热解毒、消除疲劳、降血糖、醒酒、增强免疫功能。

酸奶香蕉饮

原料配方： 酸牛奶 250 毫升，香蕉 2 根，矿泉水适量。

制作方法： 将香蕉去皮，切段；与酸奶同放搅拌机内，加矿泉水适量，搅匀饮用。

食疗作用： 酸奶能保护胃黏膜，延缓乙醇吸收。由于酸奶中钙含量丰富，因此对缓解酒后烦躁症状尤其有效。

🍲 **西红柿蜂蜜水**

原料配方：西红柿2个，蜂蜜15毫升。

制作方法：将西红柿去皮，放搅拌机内，加入矿泉水适量，绞成汁；加入蜂蜜饮用。

食疗作用：西红柿蜂蜜水能有效减轻酒后头痛症状。蜂蜜中含有一种特殊的果糖，可促进乙醇的分解吸收，减轻头痛症状，尤其是红酒引起的头痛。蜂蜜还有催眠作用，能使人很快入睡，第二天起床后也不头痛。适用于酒后头晕头痛者。

👍 养肝人群的生活方式指导

脂肪肝患者通常身体懒惰，不爱运动，而越懒越容易造成脂肪堆积、腰腹肥胖，脂肪堆积则身体越发懒惰，从而形成恶性循环。

① 有氧运动：有氧运动的强度相当于最大摄氧量的40% ~ 60%，运动心率相当于最高心率的70% ~ 80%，对增强心血管功能、呼吸功能，改善血糖、血脂代谢都有明显的作用。同时，持续有效的运动还能去除腹部的内脏脂肪。有氧运动包括快步走（6000 ~ 8000步）、游泳、慢跑、做健身操、蹬功率车、打乒乓球等。无氧运动不适合脂肪肝的治疗。

② 早睡早起。

③ 养成良好的饮食习惯：多吃植物性食物，清淡少盐；忌暴饮暴食，不吃零食；晚饭应少吃，睡前不宜加餐。

④ 戒烟酒。

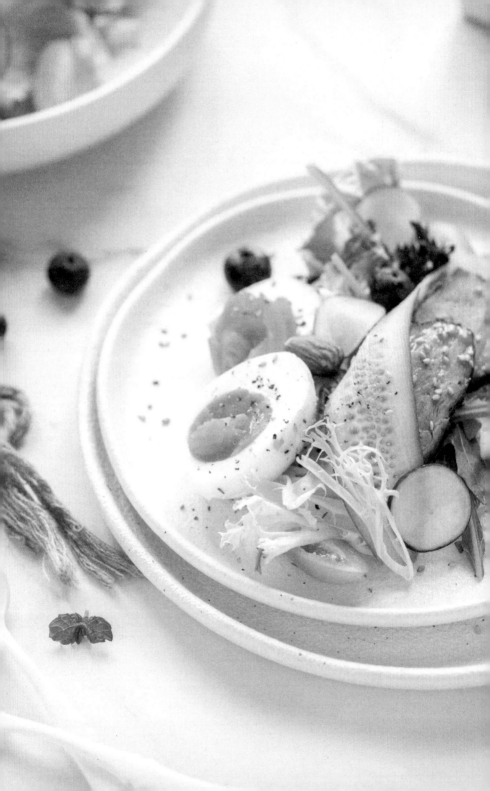

肥胖人群的饮食指导

认识肥胖

Q **什么是肥胖**

肥胖病是指能量摄入超过消耗而导致体内脂肪过多或因机体代谢紊乱引起生理、病理改变并危害健康的一种慢性代谢性疾病。

肥胖不仅影响形体美，而且给生活带来不便，更重要的是容易引起多种并发症，加速衰老和死亡。正确判断肥胖与否的方法是应该根据体内脂肪的多少，即"体脂"是否过量来决定。

① 体重的标准

BMI 是世界公认的一种评定肥胖程度的分级方法。按照 2003 年原卫生部颁布的《中国成人超重和肥胖症预防控制指南》，BMI 计算及体重标准如下。

BMI= 体重（千克）÷ 身高（米）的平方

体重指数（BMI）超过 24 为超重，超过 28 为肥胖。

体重指数（BMI）应控制在 18.5 ~ 23.9 之间。

② 按程度不同，分为三种

轻度肥胖：体重超过 20%，体脂含量超过 30%。

中度肥胖：体重超过 30% ~ 50%，体脂量超过 35% ~ 45%。

重度肥胖：体重超过 50% 以上，体脂量超过 45% 以上。

✕ 内脏脂肪——代谢性疾病的罪魁祸首

① 什么是内脏脂肪

内脏脂肪是人体脂肪中的一种，与皮下脂肪（摸得到的"肥肉"）不同，它围绕着人的脏器。

正常成年人体脂率：男性 15% ~ 18%，女性 20% ~ 25%。

男性腰围 >90 厘米，女性腰围 >85 厘米就是典型的"内脏脂肪型"肥胖。

体脂过高或过低都对人体不利。随年龄增长，体脂所占比例相应增加。

② 内脏脂肪高的危害

不孕不育： 内脏脂肪增高，可引发 2 型糖尿病和不孕。

心脏病： 内脏脂肪过高使心脏泵血效率降低，会导致心脏肥大。

呼吸急促： 呼吸困难，可造成血流中输氧量不足，导致乏力、免疫力受损。

引发多种疾病： 过多堆积的脂肪转移到肝脏、骨骼肌、心脏的其他组织，会损伤内脏功能，更会引起心血管疾病、动脉硬化、糖尿病等。

增加代谢性疾病风险： 研究表明，内脏脂肪对代谢综合征的影响要远高于皮下脂肪，是代谢性疾病的罪魁祸首。

据英国癌症研究中心统计，体重超标男性的结肠癌发病率高出常人25%，而肥胖男性发病率比普通人高50%。因此，不消除内脏脂肪，就无法解决肥胖问题。

🔍 肥胖的常见原因

① 饮食过量引起的肥胖：如本身运动量少，又吃含太多热量与脂肪的食物等。

② 精神状态所引起的肥胖：如心情不好时就大吃特吃等。

③ 外力与生理因素引起的肥胖：如本来是从事剧烈劳动的工作者，突然变成坐在办公室工作，而饮食习惯没有改变，运动量减少，热量过剩造成肥胖。

④ 内分泌和代谢功能异常：如患甲状腺功能低下、胰岛素分泌过多、男性性腺功能不足等内分泌方面的疾病时也会引起肥胖症。

☠ 肥胖对健康的影响

"一胖毁所有"！"肥胖乃百病之源"！肥胖不只毁了美感，还毁了健康。肥胖是心脑血管疾病的"导火索"，更是引起人类致命杀手——癌症的直接诱因。肥胖是疾病的先兆、衰老的信号。

① 导致血脂异常：肥胖者，特别是腹型肥胖者比普通人更容易出现胆固醇、甘油三酯、低密度脂蛋白升高，而高密度脂蛋

白降低，引发冠心病、心梗、脑血栓等，被称为"无声杀手"。

②增加患高血压的概率：肥胖与高血压密切相关。在40～50岁的肥胖者中，高血压的发生概率比非肥胖者高50%。一个中度肥胖的人，发生高血压的机会是体重正常者的5倍多。

③增加心脏负荷：肥胖者心绞痛和猝死的发生率较正常者提高了4倍，说明肥胖会增加心脏的负担，造成心脏损害，重者出现心功能衰竭。

④导致脂肪肝：大约有一半的肥胖者患有脂肪肝。大量的甘油三酯堆积在肝脏内，形成脂肪肝。

⑤增加糖尿病风险：肥胖是发生糖尿病的重要危险因素之一。在2型糖尿病患者中，80%都是肥胖者。而且，发生肥胖的时间越长，患糖尿病的概率就越大。

⑥易导致高尿酸：肥胖使肝脏合成尿酸增加。高尿酸血症与肥胖都属于代谢综合征，常同时产生糖、脂肪、嘌呤代谢紊乱。肥胖与高尿酸存在必然的联系。

⑦引起骨关节疾病：体重增加，对骨骼和关节是一种额外负担，易造成了关节磨损、关节炎、肌肉劳损或脊神经根压迫，引起腰腿肩背酸痛，造成关节变形。

⑧肥胖者易患癌症：根据流行病学调查结果，肥胖妇女更容易患子宫内膜癌和绝经后乳腺癌；肥胖男性结肠癌、直肠癌和前列腺癌的发生率较正常人高。肥胖者无论男女都更容易患结肠癌及直肠癌。肥胖的程度越严重，上面几种癌症的患病率就越高。

⑨肥胖影响寿命：研究发现，肥胖者并发脑栓塞与心衰的发病率比正常体重者高1倍；患冠心病、高血压、糖尿病、胆石症概率较正常人高3～5倍。由于这些疾病的侵袭，人的寿命将

明显缩短。

⑩ 损伤大脑：美国加州大学研究发现，与体重正常人相比，肥胖的人大脑早衰 16 年。越胖，大脑认知功能越差。

⑪ 引起肝胆肾疾病：肥胖者容易并发胆固醇结石和肾病。

⑫ 降低生活质量，影响劳动能力：身体肥胖的人往往怕热、多汗；严重肥胖的人，行动迟缓，易遭受各种外伤、车祸；肥胖可致性功能低下、月经不调等。

减重人群的饮食指导

✗ 减重人群的饮食原则

减重的饮食原则是：不能减少人体的营养，不能损害健康。合理地选择食物和补充营养素，才能做到"减肥不减健康"。

减重的饮食调理，是指通过合理的饮食调节达到减重目的的一种方法。控制体重不是单纯地节食、少吃或者不吃，也不只是不吃肉类、不吃主食和甜食，而是通过调整饮食结构，改变不良的饮食方式，适当控制食量，三者有机结合起来才是控制体重行之有效的方法。这是一个艰苦的

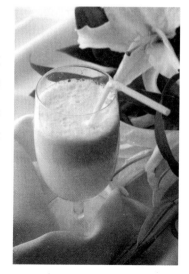

过程，必须有坚定的信心和勇气，循序渐进，才能达到科学减重、促进健康的目的。

① 控制总热量：控制总热量是指在确保营养均衡前提下，少吃含热量高的食物，采取"二低一高"，即低热量、低碳水化合物、高蛋白质的饮食原则。减少膳食中总热量的摄入，可促进机体贮存的体脂燃烧，以达到减肥的目的。体重控制人群应减少摄入富含淀粉类食物，不吃肥肉、肥鹅、奶油、动物肝、鱼子、蛋黄等高脂肪、高胆固醇食物，不吃油炸、油煎的食物。食用肉类时注意去除鸡皮、鸭皮、肥肉等看得见的油脂。

② 补充优质蛋白质：肥胖者在减肥期间，在控制饮食、促进机体消耗脂肪的同时，机体组织贮备的蛋白质也会被消耗，如果膳食中不注意供给充足的蛋白质，就会导致抵抗力下降。因此，减肥期间必须提高摄入蛋白质的质量和数量，选择脂肪含量低的肉类，如兔肉、鱼肉、鸡蛋、瘦肉、家禽肉、乳制品、豆类、坚果等都是很好的优质蛋白质来源。供给量以每日每公斤体重 1 克为宜。

③ 合理分配三餐：减重期间做到早吃饱，午吃好，晚吃少。如果早上马虎，中午凑合，晚上丰富，这最容易使人发胖。人体内促进食物转化为糖与脂肪的各种消化酶是由胰腺分泌的，而人体胰腺分泌夜间高于白天，也就是说，消化吸收功能夜间高于白天。如果晚餐丰富、过量，加之晚间消耗能量的活动少，就无疑是给体内脂肪储存"增砖添瓦"，故晚上切忌吃得过饱和过于丰富。一日三餐饮食热量分配应遵循 3∶4∶3 的比例。

体重超标的人，早餐可以多吃些，可以蛋白质食物为主，如牛奶或豆浆、煮鸡蛋、全麦馒头、西芹拌花生米、适量水果。午餐以碳水化合物食物为主，如杂粮米、杂粮面、蔬菜，配适量的

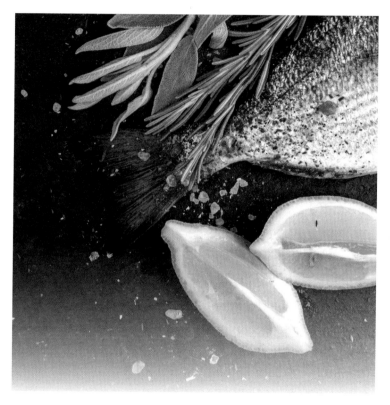

鱼、瘦肉类食物。晚餐应少吃，可生吃些黄瓜、西红柿、含糖低
的水果、酸奶及少量杂粮粥等。

④ 提倡少量多餐：少量多餐是在体重控制期间总热量不变
的原则下，将一天的饮食分为多餐摄入，可以消除饥饿感，抑制
食欲，实现对食物总热量进行限制的可能性。少量多餐可使人体
保持在"高基础能量代谢"状态，有助于消耗更多的热量，使血
糖处于稳定状态，有利于减少脂肪蓄积，增加脂肪的燃烧。少吃
多餐还可以减缓胃肠压力，给身体足够的时间去消化、吸收吃进
去的食物，抑制脂肪和多余的物质囤积在体内。三餐中的晚餐越

简单越好，因为晚上人体的活动量降低了，摄取过多的热量会无法消耗而变成脂肪。而选用相同热量的食物时，可以选比较有饱腹感的食物来吃。少量多餐才能很好地控制体重。

⑤ 少吃含单糖的食物：含单糖分子的食物如水果糖、蔗糖、麦芽糖、甘薯、马铃薯、甜藕粉、果酱、蜂蜜、蜜饯、麦乳精、冰淇淋、巧克力、糕点、甜食等易被吸收，容易在体内转变成脂肪，宜少食。精米、精面、薯类，也应减少摄入量。

⑥ 多吃时令蔬菜和低糖水果：蔬菜含热量低，能补充使脂肪转变为能量的营养素，如维生素 A、维生素 B_3、维生素 B_6、维生素 B_{12} 等维生素以及铁、锌、钙等微量元素，对促进体脂代谢和脂肪分解起着重要作用。此外，蔬菜水果中含有食物纤维和一些活性物质，能促进脂肪、糖类代谢，并可以增加饱腹感，消除饥饿感，减少热量的摄入，预防便秘，并起减重作用。

在水果、蔬菜淡季不能满足需要时，可多吃芽菜及"海洋蔬菜"，如各种豆类的芽、苜蓿芽、葵花芽及海带、海藻等，此外还可多食能吸收大量水分但不产热或热量低、又能给人以饱腹感的食物，如琼脂、魔芋等，对体重控制特别适用。

⑦ 饮水要充足：人体如果水分摄入不足，肾脏的正常生理功能就不能维持而加重肝脏的负担，会影响肝脏对脂肪转化功能的发挥，使脂肪代谢减慢，造成脂肪堆积、体重增加。在减肥过程中，因脂肪代谢活动加强，产生的各种废物增多，需要更多的水分来排除废物。在正常情况下，每人每天需要饮水 2000 毫升以上。

⑧ 饮食清淡少盐：食盐能贮留水分，使体重增加，因而要限制食盐的用量。烹调菜肴时要控制用油量，烹调每日用油 20 克以下，少吃动物油。一个水煮鸡蛋热量为 80 千卡，但如果用

油煎成荷包蛋，热量可增加到 170 千卡。

⑨ 少饮酒与咖啡：适量饮淡茶、蔬果汁等。改进烹饪方式，少煎、炒、烹、炸，多拌、汆、蒸、煮、快炒，减少烹调时间和用油量。

⏰ 日常减重食谱参考

晨起：喝一杯加蜂蜜的柠檬水，此后，多喝温开水。适当进行快走或慢跑等有氧运动。

早餐：全麦馒头，蒸山药，煮鸡蛋，酱牛肉拌青椒，牛奶麦片粥等。

加餐：蔬果汁或水果或酸奶。

午餐：五谷饭或素水饺（虾皮、豆腐、白菜、香菇）等。鲜虾球炒丝瓜，松子拌菠菜或白灼西蓝花。

晚餐：玉米面窝头，薏米红豆粥，烩肉末鲜虾豆腐，蒜茸草菇芦笋，杏仁拌苦瓜或蘸酱菜。

睡前加餐：脱脂牛奶或自制热豆浆或无糖酸奶。

温馨提示

以上食谱举例仅供参考。减重期间可根据条件和身体情况选择和调换食谱内容中的品种和花样，但应遵守饮食调养原则，以清淡、少盐、少油为原则。每日主食的量应控制在 150 克左右。主食应以粗粮为主，如五豆类和五谷杂粮等，或用薯类代替部分主食。多吃富含膳食纤维的蔬菜，蛋白质以豆类、深海鱼及鸡胸肉等低脂肪肉类为主，少吃红肉类。

坚持养成良好的饮食习惯。每餐 7 ~ 8 分饱。

Q 体重控制应注意的饮食问题

① 两餐之间吃水果有利于减肥：水果中含有多种维生素和果糖，还含有丰富的膳食纤维，通过合理食用可起到减肥作用。水果中的苹果、柑橘类水果、梨、香蕉、草莓、柚子等都含有可溶性膳食纤维，因其果胶含量最高，对降低血液胆固醇大有益处。

肥胖者在两餐之间进食水果，能减轻减肥期餐前饥饿感。餐前吃水果，还可避免食量过多。水果的选择：苹果、草莓、橙、杏、桃、柚子、无花果等。每次食用 50 ～ 100 克。晚餐后或加餐时也可以吃黄瓜、西红柿代替水果。

② 不提倡饥饿减肥：人体每天至少需要 1200 千卡的热量才能满足基本的生理功能，保证身体各个脏器安全、有效地运转。

可引发代谢紊乱：饥饿减肥会导致营养不足，机体蛋白质消耗可引发代谢紊乱。此外还可影响皮肤的光泽和弹性，并导致过早衰老。

人容易暴躁：当人们饥饿时，更易怒和暴躁。

容易反弹：只以蔬菜、水果为主的减肥餐不可取，因为饥饿的细胞会超强吸收和贮存养分，不利于减肥，并且很容易反弹，甚至越减越肥。

③ 不吃早餐的减重方法不可取：有人调查了 200 例肥胖病患者，其中 80% 的人不进早餐。不吃早餐，必然在午餐和晚餐时多吃，这样，摄入的总热量并没有减少，日本相扑运动员就是通过不吃早餐，练到中午饱餐一顿，从而促使身体发胖的。因此，早餐不但不能忽略，而且更应该丰富。200 多年前有一位法

国人，名叫彼乐特·沙乌林，曾写过一本很科学很有趣的书《烹调与用膳》。他在书中提倡："要像国王一样用早餐，要像平民一样吃中餐，晚餐应像叫花子。"沙乌林的这一膳食观点是很有科学道理的。

④ 蛋白质食品不能替代主食：很多人为了减肥不吃米饭、馒头等主食，只吃瘦肉、鸡蛋等高蛋白食品，这样做并不能达到减肥效果，而且长此以往会出现头晕、乏力、消瘦、心悸、精神不振等现象，严重的还会造成记忆力减退、肌肉萎缩，对人体健康和生长发育都很不利。其实，高蛋白食物即便是瘦猪肉中也含有 20% 以上的脂肪，同样体积下的热能比米饭高得多。所以即使不吃主食，如果不增加运动量，不限制甜食、奶油、花生、巧克力、冰淇淋等高热能食品的摄入，不改变餐后长时间坐、卧的不良习惯，同样达不到减肥的效果。

⑤ 进食时间的影响：掌握好进食时间与体重增长的关系，既可保证摄入足够的营养，又能防止肥胖。国外专家研究发现，人体在上午或白天，主要是肾上腺素分泌增加。肾上腺素有促进分解合成与代谢作用，所以上午进食不易引起营养过剩而增加体重。有实验证明，早上吃 2000 千卡热量的食物，并不会引起发胖；如果晚上和早上进食同样数量的食物，则会使体重增加。事实上，我国大部分家庭的饮食方式都是晚餐比较丰富，晚餐摄入过多的热量，睡眠静止时不会被利用，只好转化为脂肪贮存起来。这是人为造成肥胖者增多的一个因素。

⑥ 膳食纤维（益生元）有助于减轻体重：膳食纤维在胃肠道中有很强的吸水膨胀作用，能使人产生饱腹感，减少进食量。餐前食用膳食纤维或含膳食纤维高的食物可增加饱腹感，减少正

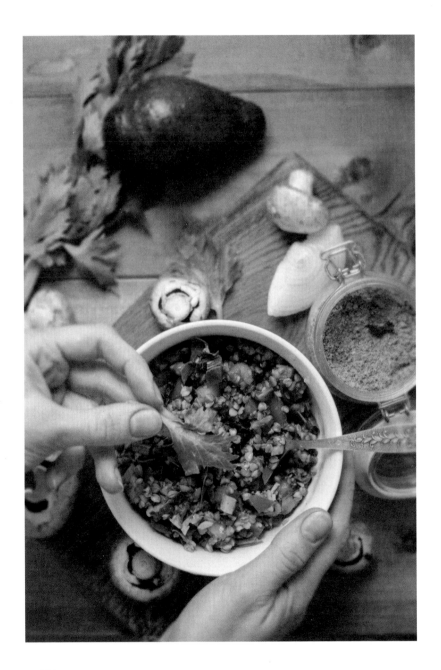

餐的摄入量。膳食纤维是益生菌的食物，可促进肠内有益菌增殖，将肠道内多余的脂肪和毒素排出体外，保持人体肠道微生态环境平衡。因此，保证每天摄入适量的可溶性膳食纤维，就能减少肠道内脂肪堆积和新的脂肪被吸收，而达到减轻体重的目的。

获得可溶性纤维的最好办法，除了补充益生元外，还可以补充富含膳食纤维的食物，燕麦片、五谷杂粮、绿叶蔬菜、根茎类、菌藻类蔬菜等中含有丰富的膳食纤维，是各种肥胖症人群的最佳选择。

⑦ 补充益生菌有利于减少内脏脂肪：近年来，科学家已经达成了共识，人体健康无法离开"有益细菌"的参与。现代微生物医学研究显示，益生菌可参与糖－脂代谢、胆固醇－脂肪代谢，阻断脂肪的形成及加速体内蓄积脂肪的氧化分解，发挥长效减肥的作用。肥胖人群补充益生菌，使益生菌在肠道定殖、存活、繁殖，维持特定数量，对提升肠道代谢率，缩短食物在肠道再吸收时间，促进多余脂肪、胆固醇及时排出，起着至关重要的作用。

新研究表明，益生菌有助消化、帮助消耗和减少内脏脂肪作用。益生菌进入肠道后，不仅可起到减少肠道炎症和帮助消化的作用，同时还可减少脂肪吸收和促进脂肪分解，防止体内脂肪堆积，达到减肥的效果。动物实验研究表明，有益微生物可阻断肥胖动物脂肪吸收，减少腹部脂肪（内脏脂肪）从而减轻体重，且不会产生任何的副作用，是最新的、健康绿色减肥法。目前，用益生菌调整肥胖体质的方法在国际上已非常盛行。

⑧ 控制体重要注意进食细节

固定进食时间：一日之中要集中在某个特定的时间进食。严格要求自己一日三餐定时定量，早餐在7点到8点之间，午餐12点左右，晚餐一般是6点。

细嚼慢咽：养成专心进食、细嚼慢咽的好习惯。吃得慢一些，血糖会缓慢上升，产生饱足感，可避免在快速进食中摄取过多的食物。每口食物最好嚼25~30次，使食物与唾液充分混合、体积增大，从而控制食量。多咀嚼还能消耗一定的热能。据日本玛丽娜医科大学营养学教研室观察发现：肥胖男子用8~10分钟吃完的饮食，瘦人需13~16分钟；对同一种食物，肥胖者只咀嚼7.7~8.1次，瘦人则要咀嚼8.9~9.4次。限制胖人进食速度19周后，男子减重可达4000克，女子减重达4500克。

专心吃饭：有些减肥者会在进食时，同时做别的事，如接电话、玩微信、看电视等。不专心吃饭，会不知不觉进食了过多的热量，却不会产生"饱"的感觉。所以，减重者要专注于吃饭的过程，放慢进食速度，享受美食带来的乐趣。

选择体积大、热量低的食物：选择食物时要选大体积、低热量、纤维素多的食物，因为这种食物能增加饱腹感而有效控制食欲。体积大、热量低的食物有魔芋、海带、海藻、蘑菇、萝卜、豆腐、薯类、白菜、生菜、豆芽、西蓝花、西红柿、黄瓜等。能生吃的食物最好生吃，既能增加饱腹感，又能补充人体所需的维生素和多种活性成分。

进餐顺序的选择：肥胖人群的进食顺序应该遵循先吃生拌的蔬菜——清炒的蔬菜——豆制品或少量鱼肉——最后吃主食如杂粮饭、杂粮粥、全麦或荞麦面等。此进餐顺序有利于减少摄入主食的量。

控制进食速度：进食速度过快往往也是发胖的一个原因。因为食物进入人体后，体内的血糖就会升高，当血糖升高到一定水平时，大脑有关中枢才会发出停止进食（饱的感觉）的信号，这时往往已经是吃了过多的食物。如果放慢进食速度，可争取时间使血糖上升，并通过神经反射及时出现饱腹感，从而控制食欲，防止进食过多造成肥胖。

不喝市售包装果汁饮料及碳酸饮料：因为市售的果汁、碳酸饮料，为了口感大多添加了糖和其他的添加物，热量很高。比如，100 克米饭只含有 115 千卡的热量而容量为 600 毫升的可乐，约包含 258 千卡的热量。一瓶可乐的热量相当于半斤米饭的热量。白酒、啤酒也是一类热量很高的食品，应尽量少喝。

少吃零食，不吃夜宵：很多女青年对自己一日三餐的饭量控制得很严格，但对于零食却毫不节制，结果还是吃胖了。吃零食虽然不会比正餐数量多，但热量高，更容易发胖。例如，你边吃花生边看电视，两把花生就约有 800 千卡的热量，几乎等于吃了三碗饭。因此，要想减肥防胖，要具有抵御美食诱惑的毅力，改掉爱吃零食的习惯。

⑨ 经常在外就餐者怎样选择食物

学会给自己点菜：点菜时，尽量不点油炸、油煎、香酥、干锅、"水煮"之类的含脂肪高的菜式。高脂肪食物经过长时间加热，脂肪氧化产物增多，对心血管特别有害。可以多点些凉拌、清炒、蒸、煮、炖的菜肴。吃饭时在自己碗边放一杯开水，将油腻食物或蔬菜先放到水中涮一下，就可以减少油脂和盐分的摄入。

学会选择主食：尽量选择"五谷丰登""杂粮筐"之类的主食。杂粮筐中的蒸南瓜、蒸红薯、蒸玉米、毛豆等都是很好的选择。在外就餐最好吃半饱为好，不必将所配的主食全部吃光。

少荤多素：先吃蔬菜。蔬菜最好先选择能生吃的，其次是凉拌的，如凉拌苦瓜、凉拌黄瓜、蜂蜜拌西红柿等。勾芡的蔬菜中含有淀粉，热量也高，最好少吃。每天的每一餐都要吃适量的蛋白质，如瘦肉、海鲜、豆腐等其中的一种。

尽量少吃西餐：西餐中的脂肪和糖含量都很高，且过于油腻，最好限制摄取西餐。

少在外面吃饭：在外面吃饭一天最好不超过一次，其余的两餐回家吃饭。清粥小菜，对控制体重和身体健康都有益。

少吃加调味料的面包：吃面包时少涂抹调味料；喝下午茶或咖啡时不要加入糖；吃西餐时少加酱。注意这些细节都能减少热量的摄入。

⑩ 怎样在家中轻松减肥

自己做饭：自己做饭可以自觉地选择天然健康食材。新鲜食物一般热量都比加工食物要低。例如：胚芽米的热量低于白米；叶类蔬菜的热量低于根茎类蔬菜；新鲜水果的热量低于果汁；新鲜猪肉的热量低于香肠、肉干；低脂牛奶热量低于全脂牛奶；其他如全麦面包、菌藻类、海鱼、豆腐、香菇、海带、木耳等，都是很好的选择。自己买菜做饭，合理搭配食物营养，也是一个享受生活的过程。

主食中注意粗细搭配：中国人的膳食以粮食制品为主食，是人体碳水化合物的主要来源，用以满足人体对热能的需要。我国自古以来就主张"以谷为养"，认为谷物乃人体颐养精力所必需，减肥者同样需要粮食作为膳食的主要内容。但在主食的安排中应注意粗粮细粮搭配食用。与细粮相比，粗米杂粮中含有更丰富的维生素、矿物质，特别是膳食纤维，能增加饱腹感。另外一些杂

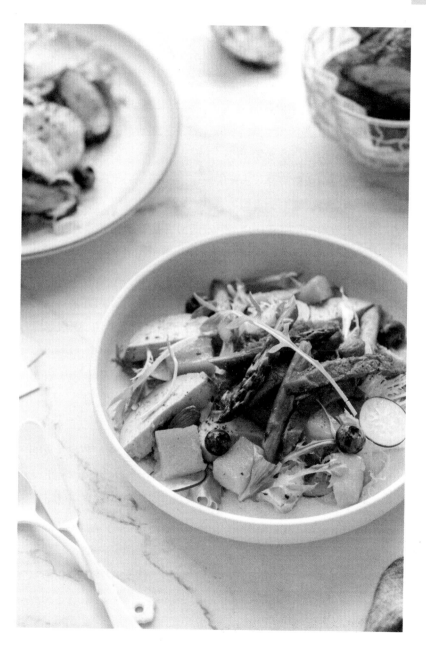

粮如燕麦、荞麦、玉米、红薯等都具有降脂降压、清热通便、防治代谢性疾病等食疗作用。经常食用些粗粮，对减肥有益。

蔬菜水果不能少：蔬菜中所含的多种维生素、膳食纤维和特殊的活性成分及水分，有减少热量储存和脂肪堆积的作用。芹菜、韭菜、白萝卜、大葱、南瓜、海带、菌菇类等都是减肥的佳蔬。肥胖者每日应吃 500 克以上的蔬菜，特别是深绿叶蔬菜等。减重期间应把饭量减至正常量的一半。为减轻饥饿感，可多吃些黄瓜、西红柿、萝卜、青椒等。

在家饮食的注意事项：在家吃饭最好是 1 荤配 3 素，如一份低脂的鱼、肉或蛋，一份绿叶菜，一份煮或炖的其他蔬菜，一份凉拌菜。晚餐用豆制品替代鱼肉类更佳。主食可吃点粗粮粥、蒸南瓜、蒸山药、蒸玉米等。减重期间晚餐以 5 分饱为宜。

讲究烹调方法，降低膳食总热量：在日常饮食中，虽然选择的原料相同，但由于烹调方法不同，做出食品所含的热量相差很大。采用蒸、煮、炖、煨、清炒、汆、卤、炝、凉拌等烹调方法，使用的烹调油少，菜肴的热量低。不用煎、烹、炸、油焖、干烧等烹调法，减少烹调用油量。

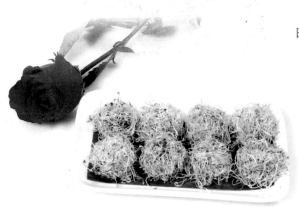

吃肉去皮：在吃带皮的肉时，先将充满油脂的皮去掉是吃肉的小秘诀。另外，吃沾面粉的油炸品时，把外层炸过的粉和皮去掉为宜，因粉和皮是最容易吸油的部位。

减重调理餐

⏰ 减食三天调理餐

　　减食是从原来的饮食习惯向轻断食过渡的适应阶段，接近于正常饮食状态，大部分人都能接受，不会有恐惧感，也容易坚持。凡是身体不舒服、感冒初起、消化不良、容易疲劳、肥胖者、三高等人群，都可以定期采用轻断食疗法来调理和改善身体状况。

　　轻断食前三天应该先开始慢慢减少进食的数量，同时尽量以蔬菜、水果、粥等清淡的食物为主。将食物由繁化简，少荤多素，最好由熟食逐渐增加生食的数量。减食可使身心适应由平时饮食的饱足感过渡到断食期间的微饿感和空虚感。让你的肠胃慢慢适应少吃的习惯，以便顺利度过轻断食期。

第1天

早餐：五谷养生粥，煮鸡蛋1个，拌彩椒核桃仁，玉米面发
　　　糕1两。

午餐：煎豆腐配黄瓜，木耳炒山药，蔬菜沙拉（调味料：芝
　　　麻酱），虾皮萝卜丝汤，蒸南瓜或五谷饭1两。

晚餐：双耳烩蛋白，炝炒圆白菜，蔬菜沙拉（调味料：芝
　　　麻酱），全麦馒头半个，蒸山药，暖胃金瓜粥（小米
　　　南瓜）。

第2天

早餐：黑豆浆或牛奶，葱花拌豆腐丁，煮鸡蛋1个，黄瓜拌
　　　魔芋丝，摊玉米面蔬菜饼1两。

午餐：清蒸鱼，蒜蓉木耳莴笋，香菇荷兰豆，时令鲜蔬沙拉（三种以上蔬菜。调味料：芝麻酱），番茄海藻豆腐汤，五谷饭1两。

晚餐：炒鸡片黄花木耳，白灼西蓝花，时令鲜蔬沙拉（三种以上蔬菜。调味料：芝麻酱），苦荞小米粥，玉米面小窝头1个。

第3天

早餐：黑豆浆或牛奶，煮鸡蛋1个，麻仁海带丝，素包子1个，绿豆百合粥。

午餐：酿豆腐，蒜蓉莴笋木耳，麻酱拌茄泥，蔬菜沙拉（调味料：芝麻酱），紫苏芽牛肉羹，蒸山药，薏米红豆粥。

晚餐：薏仁红豆燕麦粥，蒸红薯，丝瓜烩豆腐，烩虾仁冬瓜。生食时令鲜蔬（三种以上蔬菜。调味料：芝麻酱或生抽、香醋）。

温馨提示

　　生食时令鲜蔬是指每餐选择不低于三种可以生吃的无公害蔬菜，如黄瓜、彩椒、胡萝卜、番茄、圆生菜、苦瓜、各种芽菜等。

　　生食蔬菜一定要选择新鲜、无污染的时令蔬菜。

　　主食每天不超过150克。

　　尽量减少烹调用油、盐。

　　蔬菜能凉拌的就凉拌，能生吃的尽量生吃。

⏰ 轻断食三天调理餐

减重最主要的是改变不良的生活和饮食习惯。一般在家很难独自完成并管理好自己的饮食，建议组织几个或更多的人，在特定的环境下，由专业人员指导进行三天的科学减重及饮食调理。同时，要有专业人员填写资料，记录体重、腰围、血压、血糖、血氧等，并每天跟踪、监测和记录身体的变化和减重情况。

第1天

07:00：早上起床先喝一杯温热的柠檬蜂蜜水（血糖高喝温热白开水）。有氧运动30分钟（快走、慢跑或瑜伽）。

08:00：早餐：全营养生机羹［苦瓜20克，西芹20克，胡萝卜20克，苹果50克，熟黑芝麻、白杏仁、核桃仁、枸杞子各5克，低脂纯牛奶150毫升。用可以控温（38℃）的搅拌机搅拌2分钟即可］，蒸山药50克，煮鸡蛋1个，苹果半个。

10:30：加餐：时令水果75克。在室内适量运动。

12:00：午餐：薏米红豆汤（薏米10克，红豆10克），煮汤，吃薏米红豆，喝汤。蒸红薯50克，虫草花拌银芽（绿豆芽80克，虫草花20克），麻香西葫芦丝（西葫芦100克，芝麻酱、熟白芝麻10克）。

午休

14:00：户外运动或拍打拉筋30分钟。

15:30：加餐：抗氧化蔬果昔（菠萝80克，苹果60克，甜菜头10克，矿泉水200毫升，用可以控温的果蔬萃取机搅拌2分钟）。

18:00：晚餐：三宝羹（熟红薯30克，熟山药30克，熟金南瓜60克），加开水120毫升放入搅拌机搅拌1分钟，装碗后撒熟白芝麻。蒸金南瓜50克，鸡丝魔芋黄瓜丝（鸡胸肉 70 克煮熟撕成细丝；黄瓜 60 克切丝；魔芋丝 50 克开水煮 2 分钟用凉水过凉捞出控干水分；少量盐、生抽、香油调味），五色大拌菜（圆生菜、紫洋葱、彩椒、小黄瓜、小番茄各 20 克，水发银耳、黑木耳各 15 克，芝麻酱、生抽、香醋、盐、香油、亚麻籽油作调料，凉拌均匀即可），香橙 3 块(80 克)。

19:00：有氧运动 1 小时（快走或跳有氧操），没有走路条件可做健美操或瑜伽。

20:30：用热水泡脚 20 ～ 30 分钟（感觉背部微汗）。

21:00：加餐：脱脂牛奶 150 毫升。

第 2 天

07:00：早上起床先喝一杯温热柠檬蜂蜜水（血糖高喝温热白开水）。

07:20：快走 6000 步（听快走音乐，每分钟步数达到 110 步以上）。

08:00：早餐：全营养生机羹（原料及制作方法同上），煮鸡蛋 1 个，蒸紫薯 50 克，香蕉半根约 75 克。

10:00：室内适量运动。

10:30：加餐：木糖醇原味酸奶 1 杯，腰果 3 粒。

12:00：午餐：鲜蔬汤（番茄去皮切丁 30 克，番茄酱 10 克，圆白菜 30 克，口蘑 30 克，胡萝卜 30 克均切细丝后煮汤；鸡粉、盐、胡椒粉调味）小葱拌豆腐（小香葱 1 棵，北豆腐 100 克，盐、香油调味），蒸怀山药 2 小段（70 克），奇异果半个。

午休

14:00：户外运动或室内拍打拉筋 30 分钟。

15:30：水果盘（选择 2 种时令低糖水果 75 克）。

18:00：晚餐：薏米红豆汤（同上），蒸芋头 1 个（70 克），拌豆腐丝莴笋丝（莴笋去皮 100 克、豆腐丝 50 克），五色大拌菜（圆生菜、紫洋葱、彩椒、小黄瓜、小番茄、银耳、黑木耳；芝麻酱、生抽、香醋、盐、香油、亚麻籽油，把腰果 3 粒碾碎撒到大拌菜上）。

19:00：有氧运动 1 小时（快走或跳有氧操），没有走路条件可跳减肥操。

20:30：用热水泡脚 20 ~ 30 分钟（感觉背部微汗）。

21:00：脱脂牛奶或无糖酸奶 150 毫升。

第 3 天

07:00：早上起床先喝一杯温热柠檬蜂蜜水（血糖高喝温热白开水）。

07:20：有氧运动 30 分钟（快走或慢跑）。

08:00：早餐：全营养生机羹（同上），煮鸡蛋 1 个，蒸土豆 2 块（50 克），柚子 2 块（75 克）。

10:00：室内运动 30 分钟。

10:30：加餐：时令水果 75 克。

12:00：午餐：薏米海带汤（薏米 15 克、海带 15 克切小丁，煮汤），蒸贝贝南瓜 2 块（70 克），自制酱牛肉 60 克，香芹拌杏仁（小香芹 100 克，鲜北杏仁 5 克，盐、香油调味），马蹄拌番茄（马蹄 80 克，番茄 30 克，蜂蜜 5 克调味）。

午休

14:00：有氧运动或健身操。

15:30：木糖醇原味酸奶 1 杯（奇异果、菠萝丁 30 克）。

18:00：晚餐：香葱豆腐汤（嫩豆腐 50 克切细丝，姜丝少许，小香葱 1 棵；白水下入姜丝煮开后放入豆腐丝，开锅煮 1 ~ 2 分钟，少许盐、鸡精、胡椒粉调味，倒入碗中撒香葱末即可），蒸铁棍山药 3 小段（70 克），凉拌海带丝（海带 20 克泡发切细丝，焯熟过凉水后控干水分，用生抽、香醋、香油拌匀后撒熟白芝麻 5 克），白灼西蓝花（西蓝花 100 克焯水 1 分钟捞出，淋少许生抽即可）。

19:00：有氧运动 1 小时（快走或跳有氧操），没有走路条件可跳"郑多燕减肥操"。

20:30：用热水泡脚 20 ~ 30 分钟（感觉背部微汗）。

21:00：脱脂牛奶 150 毫升，红心柚子 75 克。

第 4 天

早上起床称体重，量腰围、腹围。检测血压、血糖。会有意外惊喜！

⏰ 三天复食调理餐

第 1 天

07:00：起床先喝一杯温热的柠檬蜂蜜水（血糖高喝温热白开水）。

07:20：有氧运动 30 分钟（快走或慢跑）。

08:00：早餐：自制无糖黑豆浆 250 毫升，蒸铁棍山药 3 小段（70 克），水煮荷包蛋一个，芝麻酱拌茄泥（茄子 150 克蒸熟，芝麻酱、蒜泥调味），坚果 5 粒。

10:00：加餐：新西兰奇异果 1 个。

12:00：午餐：薏米红豆汤（薏米 15 克，红豆 15 克，煮汤），荞麦小窝头 50 克，清蒸海鱼 100 克，凉拌莴笋木耳丝（莴笋 70 克，水发木耳 3 朵煮熟；均切细丝后凉拌）。

15:30：加餐：香橙胡萝卜汁。

18:00：晚餐：苦荞绿豆粥（绿豆 15 克，金苦荞米 25 克，煮粥），豆腐 75 克（凉拌或水煮），虫草花拌绿豆芽，坚果时令蔬菜沙拉（至少 3 种以上可生食鲜蔬）。

19:00：有氧运动 1 小时（快走或跳有氧减肥操）。

20:30：加餐：脱脂鲜牛奶 200 毫升（有饥饿感可以加 1 ~ 2 片苏打饼干）。

21:00：用热水泡脚 20 ~ 30 分钟（感觉背部微汗）。

第 2 天

07:00：同第一天。

07:20：同第一天。

08:00：早餐：牛奶燕麦片粥，煮鸡蛋一个，拌西芹豆干（西芹 100 克，豆腐干 50 克），蒸南瓜 2 小块（70 克）。

10:00：加餐：木糖醇酸奶，小番茄 5 个，坚果 5 粒。

11:30：午餐：苦荞小米粥（小米 25 克，苦荞 20 克），蒸山药 3 段（75 克），番茄炒虾仁（虾仁 75 克，番茄 100 克），凉拌杏仁苦瓜（苦瓜 100 克，白杏仁 25 克）。

15:30：加餐：西芹菠萝汁（西芹 50 克，菠萝 100 克，矿泉水 150 毫升，放控温搅拌机内搅拌）。

18:00：晚餐：燕麦薏米红豆粥（薏米 15 克，燕麦 15 克，红豆 20 克），南瓜炒蛋白（南瓜 100 克，鸡蛋白 1 个），拌芝麻海带丝（海带丝 20 克泡发，香菜 2 棵，熟白芝麻 5 克）。

19:00：同第一天。

20:30：加餐：山药金瓜羹（铁棍山药 30 克，金南瓜 70 克，蒸熟后加开水 120 毫升，用搅拌机打成羹）。

21:00：用热水泡脚 20 ~ 30 分钟（感觉背部微汗）或拉筋拍打。

第 3 天

07:00：同第一天

07:20：同第一天。

08:00：早餐：藜麦小米粥（藜麦 10 克，小米 15 克），无糖麻酱花卷 1 个（50 克），海参蒸蛋羹（鸡蛋 1 个，海参半个），黄瓜丁拌豆腐丁（黄瓜 100 克，豆腐 50 克）。

10:00：加餐：火龙果酸奶蜂蜜饮（火龙果 80 克，酸奶一小杯，加适量矿泉水，搅拌机搅拌）。

11:30：午餐：鸡丝麻酱面（苦荞挂面 75 克，鸡丝 75 克，黄瓜丝 75 克，麻酱 15 克），白灼西蓝花或有机菜花 150 克，蒜蓉黑豆香菇（蒜蓉 15 克，煮熟小黑豆 30 克，香菇 2 朵切丝。油、葱花、盐炝锅，炒香菇黑豆。出锅前放蒜蓉翻炒即可）。

15:30：加餐：木糖醇酸奶 1 杯，坚果 3 个，小番茄 5 个。

18:00：晚餐：杂粮粥（玉米渣 20 克，绿豆 15 克，小米 15 克），蔬菜饼（西葫芦 100 克，葱花 15 克，虾皮 5 克，香菇 3 朵），香干炒芦笋（芦笋 100 克，香干 50 克），坚果碎拌鲜蔬沙拉（用芝麻酱作调味料）。

19:30：有氧运动 1 小时：快走（6000 步）或游泳、瑜伽 1 小时。

20:30：加餐：豆浆杏仁羹（自制豆浆 150 毫升，小白杏仁 10 克，放搅拌机搅拌 2 分钟）。

21:00：用热水泡脚 20 ～ 30 分钟（感觉背部微汗）或拉筋拍打。

✖ 烹饪和食用应注意的问题

① 蔬菜优先选择生吃或凉拌。

② 烹调最好用亚麻籽油或橄榄油。

③ 烹调中可以使用少量盐、酱油、醋、辣椒、芥末、香葱、大蒜等调料。

④ 食谱中的食材可根据实际采购搭配。尽量选择低糖和低脂肪的食物进行替换。

⑤ 每日饮水量不低于 2000 毫升。

提示：在减重期间可随身带饼干、糖果等零食，必要时应及时补充含糖食品，以免发生低血糖。

🔍 常见低糖蔬菜

① 含糖 1%：生菜、冬瓜、竹笋。

② 含糖 2%：小白菜、小油菜、波菜、芹菜、青韭、蒜黄、莴笋、黄瓜、西红柿、西葫芦、菜瓜、圆白菜。

③ 含糖 3%：白菜、茄子、红萝卜、角瓜、瓠子、鲜蘑菇、豌豆苗、塌棵菜。

④ 含糖 4%：洋白菜、绿豆芽、豆角、菜花、春笋、油菜。

✔ 减重人群的食物选择

减肥者在选择食物时，只要进食体积大、热量低的食物，就可以既饱腹又不增加体重。

① 魔芋：魔芋是一种低热量、高纤维素的食品。研究证明，魔芋中所含的魔芋葡甘露聚糖因分子量大、黏性高，能延缓葡萄

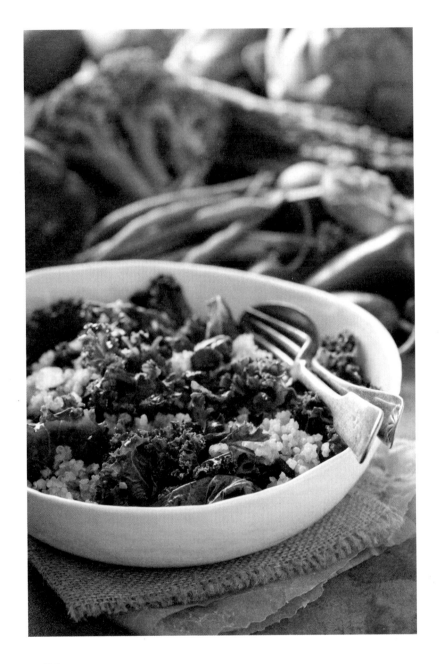

糖的吸收，减轻饥饿感。魔芋是减肥者的理想食品。

② 菊粉：菊粉是膳食纤维的最佳来源，能改善脂质代谢，降低血脂、胆固醇；可减少食物在胃肠的停留时间，减少食物的摄入量，达到瘦身的效果。还可促进肠道蠕动，有效排除肠道中的垃圾毒素。菊粉是名副其实的减肥新宠。

③ 红薯：多吃新鲜红薯可防治肥胖、降低胆固醇含量。又因红薯体积大，饱腹感强，不会造成过食。此外，红薯所含的粗纤维在肠道内不易被吸收，有阻止糖类转变成脂肪的特殊功能，是较理想的控制体重的食品。

④ 黄瓜：鲜黄瓜中含有丙醇二酸，它有抑制糖类转化为脂肪的作用。黄瓜还含有丰富的纤维素，能加强胃肠蠕动，通畅大便，且热量也较低，因此，多吃黄瓜有减肥作用。

⑤ 黑木耳：黑木耳中含有丰富的纤维素和一种特殊的植物胶质，这两种物质都能促进胃肠蠕动，促使肠道脂肪类食物的排泄，减少脂肪的吸收，从而起到防止肥胖和减肥的作用。

⑥ 海带：海带含藻胶酸、昆布素、甘露醇、碘、钙、胡萝卜素、维生素 B_2 等，可预防高血压、肥胖等症。海带具有消耗体内多余脂肪的减肥功效。海带含热量低，含有大量能帮助排毒和增加饱腹感的植物纤维，是减肥瘦身的佳品。

⑦ 冻豆腐：豆腐经过冷冻，内部组织结构发生了变化，使其形态呈蜂窝状，颜色变灰，而蛋白质、维生素、矿物质破坏较少。冻豆腐含有大量的不饱和脂肪酸，可以有效地帮助人体降低胆固醇，防治动脉硬化，促进血液循环。经常食用，有利于减少脂肪堆积，促进脂肪代谢，达到减肥瘦身的目的。

⑧ 发菜：发菜的最大特点是不含脂肪，因此被称为山珍"瘦

物",有较好的轻身减肥作用,特别适宜于高血压、心血管疾病患者以及肥胖者减肥食用。

⑨ 山药:山药含有大量的黏液蛋白质,对人体有特殊的保健作用,能预防心血管系统的脂肪沉积,减少皮下脂肪沉积,避免出现肥胖。正在进行减肥锻炼的人群可以把山药作为主食。

⑩ 冬瓜:冬瓜具有清热利尿之功效,能够排出体内多余水分,减轻体重。冬瓜含有大量膳食纤维,能刺激肠道蠕动,使肠道里积存废物排泄出去。此外,冬瓜富含维生素,且含热量较低。经常食用冬瓜,可以防止脂肪沉积。

⑪ 柚子:柚子中含有丰富的维生素 C 以及类胰岛素等成分,故有降血糖、降血脂、减肥、美容等作用。

⑫ 白萝卜:白萝卜含有芥子油和淀粉酶,有助于消化和脂肪类食物的新陈代谢,防止皮下脂肪的堆积。白萝卜也有通气和促进排便的作用。

⑬ 蘑菇:蘑菇中含有大量营养物质,脱水后蛋白质含量高达 30%,维生素含量也很高,且含有丰富的胡萝卜素和纤维素,有缓解便秘作用。蘑菇中含有的维生素 D 还可以强壮骨骼。蘑菇的热量低,有减肥瘦身作用,是理想的减重食品。

⑭ 竹笋:竹笋具有低脂肪、低糖、多纤维的特点,食用竹笋不仅能促进肠道蠕动,帮助消化,去积食,防便秘,还有预防大肠癌的功效。竹笋含脂肪、淀粉很少,属天然低脂、低热量食品。

⑮ 陈皮:陈皮含有挥发油、橙皮苷、维生素 B、维生素 C 等成分。所含的挥发油对胃肠道有温和刺激作用,可促进消化液分泌,帮助消化,排除胃气,减少腹部脂肪堆积。

⑯ 薏米：薏米属于寒性食物，是五谷中纤维素最高、最佳的减肥主食。薏米有利水消肿、健脾祛湿作用。经常食用薏米，可预防高脂血症、高血压、肥胖等。

减重食疗方

减重生机蔬果汁

🍲 苦瓜蜂蜜汁

原料配方：苦瓜 250 克，蜂蜜少量。

制作方法：将苦瓜洗净，用家用榨汁机榨取汁，加入蜂蜜，随时饮用。

食疗作用：调节人体生理功能，清热解毒，消除疲劳，降血糖，减肥，增强免疫功能。

🍲 清血蔬果汁

原料配方：苹果 50 克，西芹 100 克，大番茄 1 个，柠檬 1 个，蜂蜜 10 毫升。

制作方法：将所有材料洗净，切块，放养生机内加入适量矿泉水，搅拌 2 分钟，加蜂蜜调味，即可饮用。

食疗作用：净化血液，平衡血糖，提高免疫力。

🍲 麦草蔬果汁

原料配方：有机蔬菜两种（约 100 克），小麦草 5 克，腰果 5 粒，奇异果半个。

制作方法：奇异果、苹果洗净，去皮切丁；番茄洗净，去蒂去块。腰果用开水浸泡，洗净、沥干。有机蔬菜洗净切碎。将所有材料放入养生机中，加适量矿泉水，搅拌 1 ~ 2 分钟即可饮用。

食疗作用：平衡血糖，改善酸性体质，增强免疫力，减轻体重。

养胃蔬果汁

原料配方：新鲜圆白菜 100 克，苹果 50 克，蜂蜜 10 毫升。

制作方法：将圆白菜、苹果洗干净，切块，放养生机中搅拌 2 分钟。早晚各 1 次。或用圆白菜 300 克，苹果 1 个，用磨汁机磨原汁饮用。

食疗作用：适用于减重期间养肝护胃和慢性胃炎、胃溃疡患者的营养调理。

芹菜芦笋葡萄汁

原料配方：西芹 1 根，芦笋 2 根，葡萄 20 颗。

制作方法：芦笋、西芹洗净切段，与葡萄粒一起放入榨汁机内榨取原汁饮用。

食疗作用：芹菜有清热利湿的功效；芦笋清热气、利尿。芹菜、芦笋和葡萄中含有大量纤维素、维生素 A、维生素 B_2 以及钾、钙、磷等矿物质，能够活化肾脏功能，安抚神经。每天 1 杯，可促进新陈代谢，清肠排毒，减肥降脂。

香瓜葡萄柚柠檬汁

原料配方：香瓜 1 个，葡萄柚 1 个，柠檬 1/4 个。

制作方法：香瓜、葡萄柚刷洗干净，去皮、去籽切块；柠檬去皮；一起放入榨汁机内榨汁饮用。

食疗作用：可帮助消化，排出毒素，利于减肥，预防感冒。

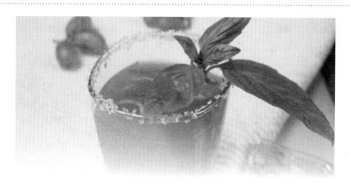

🍲 清肠排毒果蔬汁

原料配方： 牛蒡 1 根，香蕉半根，菠萝 1/8 个，蜂蜜 10 克。

制作方法： 将牛蒡、菠萝去皮，切块，放入榨汁机中分别榨纯汁。将榨好的纯汁和去皮香蕉同放养生机内，加适量矿泉水搅拌均匀调入蜂蜜饮用。

食疗作用： 清肠排毒，美体瘦身。牛蒡含有丰富的维生素、矿物质、蛋白质和钙，其中植物纤维的含量为根类食物之首。此饮有很好的清肠排毒、美体瘦身作用。

🍲 猕猴桃菠萝汁

原料配方： 猕猴桃 1 个，苹果半个，嫩姜 2 片，菠萝 2 片，矿泉水 200 毫升，蜂蜜适量。

制作方法： 将嫩姜榨出纯汁，将猕猴桃去皮，切成块状，与凤梨、苹果同放搅拌机内，加矿泉水搅打成果泥，加入生姜汁混合搅匀。依个人喜好甜度加入适量蜂蜜饮用。

食疗作用： 猕猴桃、菠萝中含有丰富的维生素 C 等多种维生素，有利于促进身体排出多余的钠离子。菠萝中含有的分解酶有促进体内蛋白质及脂肪分解代谢的作用。

减重茶饮方

🍲 罗汉果荷叶茶

原料配方：荷叶 2 克，罗汉果撕碎取一小块。

制作方法：用 100℃ 开水冲泡，5 分钟后可以饮用。

食疗作用：罗汉果荷叶茶自古是减肥良方。荷叶能刮油；罗汉果含有大量粗纤维能减轻饥饿感让人产生饱腹感，是减肥人士不错的选择之一。罗汉果荷叶茶口感甘甜可以解馋，热量又很低，并且还美容养颜，很适合作为减肥瘦身期间的饮品。

🍲 鱼腥红枣草茶

原料配方：干鱼腥草 1 ~ 2 两（湿品约 75 克），红枣 15 粒，水 3000 毫升。

制作方法：先将鱼腥草洗净；红枣洗净，切开去籽。将鱼腥草和红枣加水大火烧开，转小火再煮 20 分钟，滤渣即可饮用。

食疗作用：改善肥胖体质，利尿排毒，减肥。

🍲 利尿冬瓜汤

原料配方：冬瓜 300 克，老姜 4 薄片，老玉米须 15 克。

制作方法：将冬瓜的皮、肉与籽分取下，再把冬瓜籽切碎。老玉米须洗净，装入纱布袋。将冬瓜的皮、肉、籽和玉米须同放入锅内，加水 1500 毫升大火煮开，转小火继续煮 30 分钟，滤渣后喝汤并吃冬瓜肉。

食疗作用：冬瓜籽富含利尿成分；玉米须能利尿消肿。经常饮用有很好的消除浮肿和虚胖的作用。

老玉米须可到中药房购买。

👍 减重人群的生活方式指导

① 坚持有氧运动：每天健走（快走）6000 ~ 10000 步。快步走、游泳、跳舞和骑自行车等能有效改善心肺功能。每次不应少于30分钟，每周3 ~ 5次。坚持才会有效。

② 注意生活细节：吃饭时每口嚼15 ~ 30下，细嚼慢咽不但能帮助肠胃消化，还能产生饱腹感。

③ 注意进食顺序：按照生食—素菜—荤菜—主食的顺序进食。尽量用低热量食物填饱肚子，减少高热量食物的摄入。

④ 保证充足睡眠：研究发现，每天只睡5个小时的女性更爱"长肉"，其体重比每天睡7小时者高出1/3。按时就寝，早睡早起。

⑤ 保持良好心态：保持乐观、积极的心态，防止出现情绪性暴饮暴食。

⑥ 重视调养周期：建议三个月为一个减重调养周期。

对体重超标人群，减重将是一生的修行。即使体重达到理想后，仍需坚持减重饮食原则。因为肥胖的"反弹"问题时刻在你身边，稍一放松就会前功尽弃。总之，减肥没有捷径。少吃、多动是肥胖者基础治疗缺一不可的两根支柱。管住嘴（每餐七分饱）、迈开腿是体重控制和健康养生的金科玉律！

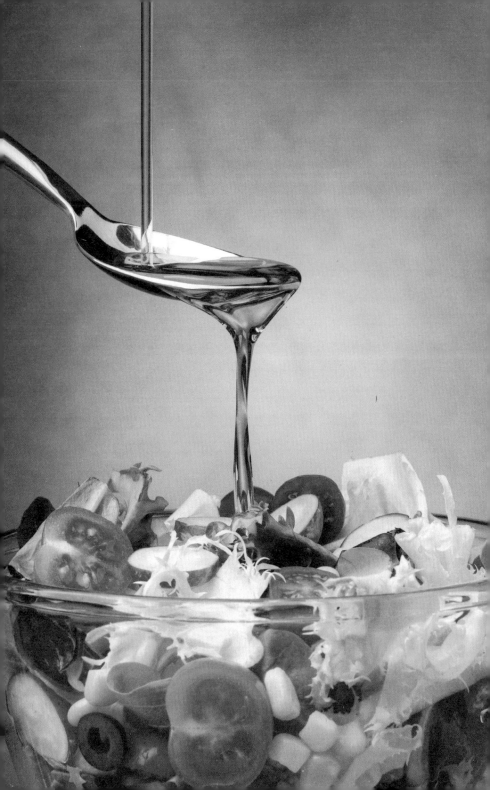

焦虑抑郁人群的饮食指导

认识焦虑和抑郁

Q 什么是焦虑症

焦虑症（anxiety），又称为焦虑性神经症，是神经症这一大类疾病中最常见的一种，以焦虑情绪体验为主要特征。可分为慢性焦虑，即广泛性焦虑和急性焦虑，即惊恐、发作两种形式。主要表现为：无明确客观对象的紧张担心，坐立不安，常伴有植物神经功能失调症状，如心悸、手抖、出汗、头晕、胸闷、呼吸困难、口干、尿频、尿急、震颤等。注意区分正常的焦虑情绪，如焦虑严重程度与客观事实或处境明显不符，或持续时间过长，则可能为病理性的焦虑。

焦虑症目前病因尚不明确，可能与遗传因素、个性特点、认知过程、不良生活事件、生化、躯体疾病等均有关系。

Q 什么是抑郁症

抑郁症又称抑郁障碍，以显著而持久的心境低落为主要临床特征，是心境障碍的主要类型。临床可见心境低落与其处境不相称，情绪的消沉可以从闷闷不乐到悲痛欲绝、自卑抑郁，甚至悲观厌世，可有自杀企图或行为，甚至发生木僵，严重者可出现幻觉、妄想、严重睡眠障碍等精神病症状。每次发作持续至少 2 周以上，长者甚或数年。多数病例有反复发作的倾向，每次发作大多数可以缓解，部分可有残留症状或转为慢性。

至今，抑郁症的病因并不非常清楚，但可以肯定的是：生物、心理与社会环境诸多方面因素参与了抑郁症的发病过程。

焦虑抑郁人群的饮食指导

西医学研究发现，人的喜怒哀乐与饮食有着密切的关系。食物可以解忧，可以使人得到感官的快乐和心理的慰藉。其原因是：人的大脑中有一种称为血清素的物质，这种物质有助于镇定情绪、解除焦虑。食物使人愉悦，是因为某些食物能促进血清素的分泌，从而给人带来快乐的情绪，把烦恼和忧郁"吃掉"。

✗ 焦虑抑郁人群的饮食原则

① 补充富含 B 族维生素的食物：研究表明，素食者更易缺乏维生素 B_{12} 和矿物质，患抑郁症的概率是非素食者的两倍。芬兰的一个研究小组通过对 115 名抑郁症患者的跟踪治疗证实，服

用 B 族维生素有助于抑郁症的治疗。相关研究表明，维生素 B_1、B_2 和 B_6 对治疗老年抑郁症患者有辅助作用，而这三种 B 族维生素都有助于维生素 B_{12} 的产生。在日常食物中，应注意适量补充含有丰富的维生素 B_{12} 的食物，如虾、蟹等贝壳类以及乳制品和深绿色蔬菜等。

② 多糖类食品：糖类可透过血清素的提升来舒缓压力和改善情绪，从而减轻和缓解压力。在碳水化合物类食物的摄取中，尽量多食用多糖类食物，因为多糖类食物消化较慢，提升血清素的过程较平顺，是较理想的食物来源。多糖类食品包括全谷米、大麦、小麦、燕麦、瓜类、薯类和富含膳食纤维的蔬菜水果等。

③ 蛋白质食品：许多跟情绪安定有直接关系的蛋白质、氨基酸是制造情绪激素的原料，如色氨酸可形成血清素和褪黑激素，蛋氨酸可制造生长激素以及甲状腺素等，是人体不可缺少的成分。含色氨酸丰富的食品如香蕉、奶制品、鸡肉、小米、南瓜、海带、芝麻等，忧郁症患者可充分摄取。

④ 脂肪类食品：过量的胆固醇是心血管疾病及中风的危险因素。但是，过度低下的胆固醇浓度也是抑郁症和慢性疲劳综合征，甚至是精神异常的成因之一。所以，为保持身体健康，需要维持正常的胆固醇摄取量。鱼油是良好的不饱和脂肪酸食物来源。近年来的前瞻性研究显示，多摄取深海鱼可改善忧郁及焦虑。此外，亚麻籽油、菜籽油、葵花籽油等因含有高量的亚麻油酸（GLA），对治疗忧郁症也有效。

⑤ 富含 5- 羟色胺的食物：有一则神话故事里讲到有个叫快乐泉的地方，人只要喝了快乐泉的泉水就会一辈子感到快乐幸福。据说，这个快乐泉水中有一种叫 5- 羟色胺的物质。金枪鱼、

蛤蜊、牡蛎、螃蟹、鲭鱼、三文鱼、鲱鱼、沙丁鱼和鱼油以及鸡蛋、肉类、坚果、乳制品等都是 5- 羟色胺的良好来源。睡前喝一杯热牛奶，或吃一块全麦面包或喝一碗小米粥，都有助于安然入睡。这些食物可促使大脑内产生更多的 5- 羟色胺。

⑥ 补充钙、镁元素：抑郁症患者在平时多吃一些含钙的食物，可以增进食欲，促进肠胃的消化和吸收，让人保持愉快的心情。钙是天然的稳定剂，能够松弛紧张的神经。平时应多吃五谷杂粮，能起到补钙作用。牛奶含的钙质比较丰富，杏仁、豆腐、海带、芝麻酱等食物都含有丰富的钙。人体缺镁很容易出现郁郁寡欢的情绪，而且情绪比较消极，所以平时应多吃杂粮、海鲜、香蕉、苹果、豆类、菠菜等补充镁元素，有助于舒缓压力，愉悦心情。

⑦ 零食：美国耶鲁大学心理研究中心证实，零食能调节人的不良情绪。手拿零食时，会通过触觉与视觉，将一种美好松弛的感受传递到大脑的感觉中枢，产生一种难以替代的慰藉感，有利于减轻内心的焦虑和紧张，消减内心冲突，对心理调节的作用也很明显。

提示：注意选择健康零食，如杏仁、核桃、瓜子仁、腰果等。坚果含热量高，注意要适量摄入。

⑧ 生机蔬果汁：人体内钾元素缺乏，会使人容易感到心情郁闷，精神忧郁，从而出现精神不振、心悸、烦躁不安等症状。经常选用一些含钾较高果蔬食材，打成一杯清爽可口的蔬果汁，能让人心情愉悦，轻松减压。因为，蔬果中含有丰富钾元素，经常饮用，就能帮助缓解心理不适。

⑨ 多摄入富含膳食纤维的食物：焦虑抑郁者应注意多吃

润肠通便的食物，富含膳食纤维的食物有五谷杂粮、薯类、蔬菜等。

⑩ **避免辛辣刺激性食物**：不吃辣椒等容易导致身体上火的食物；少吃羊肉、狗肉等温性食物；不吃油炸食品和烧烤类的食物。

✔ 愉悦心情的食物选择

很早以前就有人观察到，食物可以影响人的心情。亚里士多德甚至还写过一篇论文论述：不同血型的人应该有不同的心情食物。他建议：大臣们应视君主用餐时食物的不同，来选择向君主汇报好消息还是坏消息。

现代科学研究发现：人的喜怒哀乐与饮食有着密切的关系。有的食品能够使人快乐、安宁，有的食品则使人悲伤、忧愁、焦虑、愤怒，甚至是恐惧和狂燥。

① 芦笋：芦笋中含有丰富的芦笋皂苷。研究表明：芦笋皂苷可有效改善睡眠质量。大量的动物实验和人体实验证明：芦笋皂苷具有抑制下垂脑－垂体－肾上腺轴的活性、降低皮质醇水平、调节5-羟色胺的正常分泌作用。5-羟色胺是快乐激素，充足时会使人感觉快乐、满足、平静，缺少时会使人有绝望、焦虑、悲观、沮丧的感觉。芦笋中5-羟色胺有改善睡眠质量和愉悦心情等作用。

② 益生菌：益生菌是有益的、活的微生物的简称。益生菌，源于希腊文，意思是"对生命有益"的菌群。在人体肠

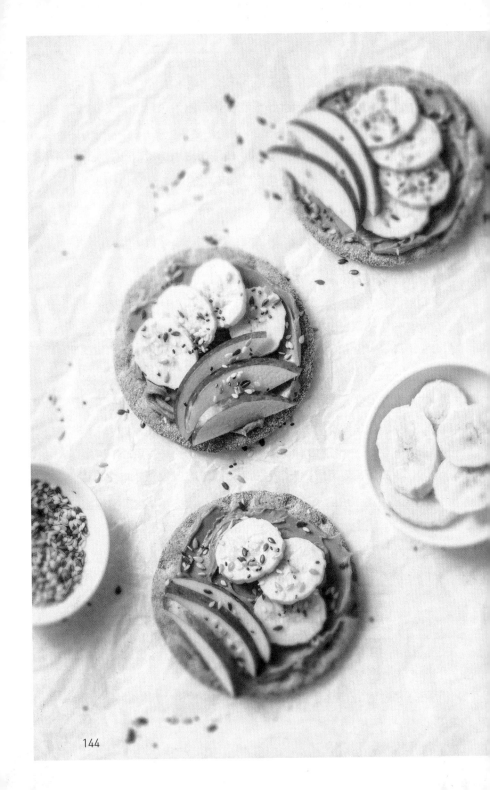

道内栖息着数百种细菌，其数量超过 100 万亿，其中对人体健康有益的叫益生菌。研究发现，被称为人类"第二大脑"的肠道微生物——有益菌与焦虑、抑郁密切相关。

抑郁与色氨酸代谢有关。肠道微生物可能影响色氨酸的代谢。5- 羟色胺是一种重要的神经递质，如代谢异常可引发抑郁症。

肠道菌群影响宿主的营养吸收和代谢，如影响碳水化合物的消化吸收。果糖吸收不良与抑郁症的早期症状有关。

不管是心理的、社会的还是生理物理的反应，都能影响肠道菌群，引起乳酸杆菌和双歧杆菌数量减少。多伦多大学营养学院的研究人员表示，补充乳酸杆菌可减轻慢性疲劳综合征患者的焦虑情绪。因此，调整肠道菌群将是治疗抑郁和焦虑症的一种新方法或者辅助治疗方法。益生菌的食物来源有酸牛奶、奶酪、豆豉、泡菜及发酵食品等。燕麦、蔬果中含有的膳食纤维是益生菌的食物。

③ 全麦面包：全麦面包可以说是一种可以吃的抗忧郁剂。全麦面包能帮助吸收调节情绪的色氨酸。在吃富含蛋白质的肉类、奶酪等食品之前，先吃片全麦面包，有助于色氨酸进入大脑。全麦面包还含有矿物质如硒、锌等，能提高情绪，愉悦心情，起到调节焦虑、忧郁情绪的作用。

④ 甜品：甜品能为大脑提供必需的能量，使人的精神进入最佳状态，精力充沛，还可以使人更易入睡及减轻对痛楚的敏感性。人在焦虑时，可适量吃块巧克力、蛋糕、小甜点等。

提示：甜品热量高不宜多食。血糖高人群不宜食用。

⑤ 深水鱼：研究显示，全世界住在海边的人都比较快乐和

健康，其原因不只是因为大海的广阔让人神清气爽，最主要的是他们把鱼当作主食。无论是芬兰、英国还是美国的研究都发现相同的结果：人均吃鱼量较高的地区发生抑郁症的比例要低得多。哈佛大学的研究报告指出，鱼油中的 ω-3 脂肪酸，有常用的抗忧郁药如碳酸锂的类似作用，能阻断神经传导路径，增加血清素的分泌量。

⑥ 低脂牛奶：温热的牛奶向来就有镇静、舒缓压力情绪的作用，尤其对经期女性特别明显，可以减少紧张、焦虑和暴躁的情绪。牛奶含钙丰富，经常喝牛奶能消除紧张、焦虑，牛奶是钙的最佳来源。

⑦ 香蕉：香蕉富含一种能帮助人脑产生 5- 羟色胺的物质，它类似化学"信使"，能将信号传递到大脑的神经末梢，使人的心情变得安宁、快活，甚至可以减轻疼痛。

香蕉富含的镁能缓解紧张情绪；含有的生物碱可以振奋精神和提高信心。香蕉还是色氨酸和维生素 B_6 的超级来源，这些都有助于大脑制造血清素，减少产生忧郁情绪。

⑧ 南瓜：红彤彤的南瓜是秋天里的一道风景，它之所以和好心情有关，是因为它们富含维生素 B_6 和铁，这两种营养素能帮助身体所储存的血糖转变成葡萄糖，而葡萄糖是脑部唯一的燃料，燃料充足则自然心情愉悦。

⑨ 葡萄柚：葡萄柚不但有浓郁的香味，更可以净化繁杂思绪，也可以提神醒脑。葡萄柚所含维生素 C 丰富，不仅可以维持红细胞的浓度，增强身体抵抗力，而且可以帮助压力大的人舒缓压力。维生素 C 是制造多巴胺、去甲肾上腺素的重要成分之一。

⑩ 菠菜：菠菜含有人体所需的叶酸。医学文献指出，缺乏叶酸会导致精神疾病，包括抑郁症和早发性痴呆等，其中抑郁症的出现与缺乏叶酸导致脑中的血清素减少有关。研究也发现，那些无法摄取足够叶酸的人，可出现失眠、健忘等症，甚至发展为健忘和焦虑等。

⑪ 玫瑰花：中医认为，玫瑰花味甘微苦，性温，最明显的功效就是理气解郁、活血散瘀和调经止痛。玫瑰花的药性非常温和，能够温养人的心肝血脉，舒发体内郁气以起到镇静、安抚、抗抑郁的功效。经期喝点玫瑰花，对焦虑可起到调节作用，并能安抚、稳定情绪。在饮用玫瑰花水时可根据个人口味，调入冰糖或蜂蜜，以减少玫瑰花的涩味并加强功效。

提示：玫瑰花最好不要与茶叶泡在一起喝。

⑫ 菊粉：菊粉对轻中度抑郁、焦虑有改善作用。菊粉中的2-9 低聚果糖可使大脑神经细胞营养因子表达升高，对皮质酮诱导的神经元损伤有很好的保护作用，对轻、中度的焦虑和抑郁都有较好的调节作用。菊芋、菊苣的块茎，蓟草的根中都含有丰富的菊粉，其中菊芋的菊粉含量是最高的。

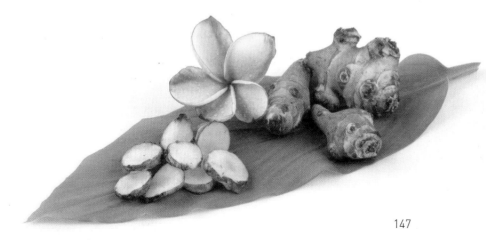

愉悦心情蔬果饮

🍲 快乐心情果蔬汁

原料配方：香蕉1根，草莓3个，南瓜50克，牛奶100毫升，蜂蜜10毫升。

制作方法：将南瓜去皮、切块，蒸熟后晾凉。晾凉的南瓜、香蕉、草莓、牛奶、矿泉水100毫升，放料理机内搅拌均匀。放玻璃杯内，加入蜂蜜调匀即可饮用。每日1次。最好早晨起床后饮用。

食疗作用：草莓味美，含有丰富的维生素C，能消除紧张情绪，抗压力疲劳。草莓里的果胶能让人产生舒适感。香蕉含有丰富的钾和一种称为生物碱的物质，可以振奋精神，提高自信心。南瓜富含维生素B_6和铁，能使人快乐。

🍲 西芹苹果菠萝汁

原料配方：西芹50克，青苹果1个，菠萝100克，蜂蜜少许。

制作方法：将西芹洗净，切小段，备用。青苹果洗净去皮、去核，切小块，备用。菠萝去皮、切小块，备用。将所有材料加适量矿泉水，一起放入料理机中搅拌均匀即可。

食疗作用：菠萝中含有丰富的维生素、钙、镁等。菠萝含有维生素C，气味芳香，能调和口感，增加香味。青苹果中含有多糖、钾离子、果胶等，有缓解疲劳作用。苹果还是缓解抑郁和压抑感的"良药"。

🥄 鲜椰菠萝汁

原料配方：新鲜椰子 1 个，菠萝 100 克，蜂蜜 10 毫升。

制作方法：将椰子洗净，取汁备用；将菠萝切小块，加入椰子汁，一起放入果汁机中打均匀。

食疗作用：椰子汁清凉解渴，含有葡萄糖、蔗糖、果糖等成分，具有清热解暑、生津止渴和滋补作用。菠萝中含有丰富的维生素 C 和微量元素钾。蜂蜜有滋补强壮、减压抗疲劳作用。在炎炎夏日里，喝一杯清凉的鲜椰菠萝汁，会使心情愉悦，对烦躁不安、睡不安稳等，具有舒缓的效果，经常饮用可缓解压力和心情忧郁。

🥄 葡萄香橙苹果汁

原料配方：有机葡萄 150 克，橙子 1 个，苹果半个，蜂蜜 10 毫升。

制作方法：将葡萄洗净，去梗；橙子去皮，切块；苹果去核，切小块。将葡萄、橙子、苹果、蜂蜜等一起放料理机中搅拌均匀即可。

食疗作用：葡萄汁被科学家称为"植物奶"。葡萄中含有丰富的营养素，能有效平衡和改善人体环境，排出体内毒素，净化血液，促进循环，缓解疲劳状态。葡萄籽、皮中含有丰富的果胶、花青素和降血压等成分，有舒肝理气、缓解抑郁、消除疲劳的作用。葡萄连籽带皮打成汁饮用，是最佳的摄取方式。

🍲 小麦草胡萝卜汁

原料配方： 小麦草 10 克，胡萝卜 150 克，柠檬汁、蜂蜜适量。

制作方法： 将胡萝卜洗净，切小块，备用。将小麦草粉倒入果汁机中，加入适量矿泉水，与胡萝卜搅拌均匀。饮用时，再加入适量柠檬汁、蜂蜜调味即可。

食疗作用： 小麦草被认为是一种奇效的天然食品。麦草气味辛、无毒，能解忧除烦。小麦草中的叶绿素能加强人体造血功能，加速细胞的再生能力。小麦草含有的活性酵素，能有效清除人体垃圾毒素，被誉为最廉价的快乐生机食物。

🍲 猕猴桃鲜橙汁

原料配方： 猕猴桃 1 个，橙子 1 个，油菜 100 克，矿泉水 150 毫升。

制作方法： 将猕猴桃洗净去皮，切成小块；橙子洗净去皮后，横切两半；油菜洗净切段。放入搅拌机内，加适量矿泉水搅拌均匀饮用。

食疗作用： 猕猴桃酸中带甜，含有丰富的维生素 C，具有较强的抗氧化功能。经常饮用可减轻焦虑、忧郁症状。

🍲 芦笋西瓜汁

原料配方： 鲜芦笋 2 根，西瓜 500 克，蜂蜜 10 毫升。

制作方法： 将芦笋洗净，去除硬皮，切成小段，备用。西瓜切小块，放入果汁机打成汁。将西瓜汁与芦笋一同放入搅拌机中搅拌均匀，用蜂蜜调味即可饮用。

食疗作用：芦笋中的叶酸和芦笋皂苷是人体健康的重要营养素，也是日常饮食中最容易缺乏的营养成分，能舒缓紧张、焦虑情绪，促进睡眠。

🍲 解忧蜜桃汁

原料配方：水蜜桃1个，柠檬半个，香蕉1根，低脂酸奶200毫升。

制作方法：水蜜桃刷净表面茸毛，去核，切成小块，备用。香蕉、柠檬分别去皮，切成小块，备用。将所有材料一起放入搅拌机中，搅拌均匀即可。

食疗作用：在众多水果之中，桃子类的水果以及香蕉是钾的最佳来源之一。钾缺乏和忧郁症息息相关，因此，用多汁香甜的水蜜桃加上熟软的香蕉，打成一杯果香四溢的鲜果汁，慢慢品味，有很好的舒缓紧张神经、缓解焦虑抑郁作用。

🍲 香蕉酸奶

原料配方：香蕉1根，低脂酸奶200毫升，蜂蜜10毫升。

制作方法：香蕉去皮，切小块，备用。将香蕉、酸牛奶一同放入搅拌机中搅拌均匀，用蜂蜜调味即可。

食疗作用：香蕉是一种含钾量十分高的水果，还含

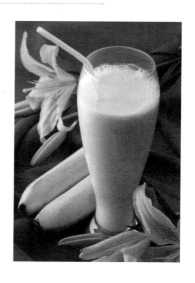

有丰富的纤维素，有很好的清肠排毒作用。丰富的钾元素能兴奋神经系统，激发人体的活力，缓和心悸、精神抑郁。酸牛奶中含有丰富的蛋白质和乳酸菌，有很好的润肠通便作用。蜂蜜可清热解毒，养心安神。经常饮用可排毒养颜，有效改善焦虑、抑郁状态。

🍲 草莓山药奶

原料配方：：草莓 10 颗，山药 100 克，低脂鲜奶 150 毫升，蜂蜜 10 毫升。

制作方法：将草莓洗净，去蒂，山药去皮、切小块、蒸熟，备用。将所有材料一同放入搅拌机中搅拌均匀即可。

食疗作用：草莓的香甜气味，搭配上滋补的山药，对容易疲劳的人有很好的消除疲劳的作用。鲜奶中的钙质有镇定的作用，能缓和焦躁的情绪。经常饮用可起到安神解忧和愉悦心情的作用。

👍 焦虑抑郁人群的生活方式指导

① 养生的最高境界是养心：一位哲学家曾说：生活像镜子，你笑她也笑，你哭她也哭！一份愉快的心情胜过一切药物。心情好，一切都美好！

西医学证实，人类疾病中有 50% ~ 80% 是由精神过度紧张引起的，如高血压、心动过速、神经衰弱、癌症等。从养生角度讲，保持乐观情绪、欢畅的心情，对健康长寿意义重大。不管是健康的人还是身患疾病的人，心态都是第一位的。人需要有童心。童心是纯真，纯真是简单，简单才能快乐。童心是一切快乐的源泉！

② 保持快乐好心态：良好的心情对健康的积极作用是任何药物都无法代替的。积极乐观的心态是健康最重要的因素之一，每天有个好心情，身体的免疫系统也会非常旺盛强大，癌细胞自然没有生存的空间。此外，对人对事的态度要宽容，因为任何人都会遭遇各种挫折、痛苦和打击。想得开了，自然就放得下了，这样对维系身心健康才有利。

③ 饮食要均衡：一日三餐，营养均衡就好，无须在乎吃什么名贵补品。清淡少盐、少荤多素、食物多样化是饮食的原则。从营养学角度可以补充 B 族维生素、纤维素、微量元素等。从中医角度则需多选用补中益气、健脾和中的食物。

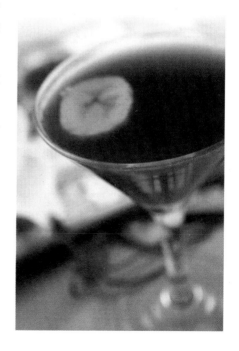

④ 经常唱歌：唱歌对人的心理健康有益，能使人心情愉悦，放松紧张、焦虑情绪，减轻压力，减少抑郁。唱歌对身体健康同样有好处，能增强人体的免疫系统功能，降低感冒发病率，降低癌症发病率，增强记忆力，还会延迟疾病恶化，加快康复进程。

⑤ 拓宽兴趣爱好：兴趣是保持良好心理状态的重要条件。人的兴趣越广泛，适应能力就越强，心理压力就越小。兴趣越广泛，生活越丰富、越充实、越有活力，你会觉得生活中处处充满阳光。要经常帮助周围的人，俗话说："予人玫瑰，手有余香"，这就是一种快乐，奉献的快乐。人的乐观心态，将使你心理年龄永远年轻，你就会感觉生活原来多么美好！

⑥ 放宽心胸：心有多大，舞台就有多大。把心放远一点，把目标放远一点，让心放宽、放大。多去外面的世界走走，多宽容他人，这样心宽了，才能给自己和他人都有一个宽阔的舞台，世界才能精彩。

⑦ 坚持运动：运动是情绪的氧化剂，运动不仅能锻炼身体，还可以改善一个人的精神和情绪，缓解压力，增强自信。所以，运动就等于给你的心灵喝了一碗鸡汤，同时，还可改善机体的含氧量。坚持每天散步、快走，清新的空气能振奋人的精神，消除紧张、抑郁情绪，对于改善人的不良情绪、缓解压力极为有利。

⑧ 戒烟限酒：酒会变成镇静剂，对容易抑郁的人会产生相反的效果，而且酒会使人体内的 B 族维生素和维生素 C 丧失。咖啡因也会使抑郁症加重，所以最好不喝浓茶、浓咖啡和可乐。吸烟也会导致病情更加严重。

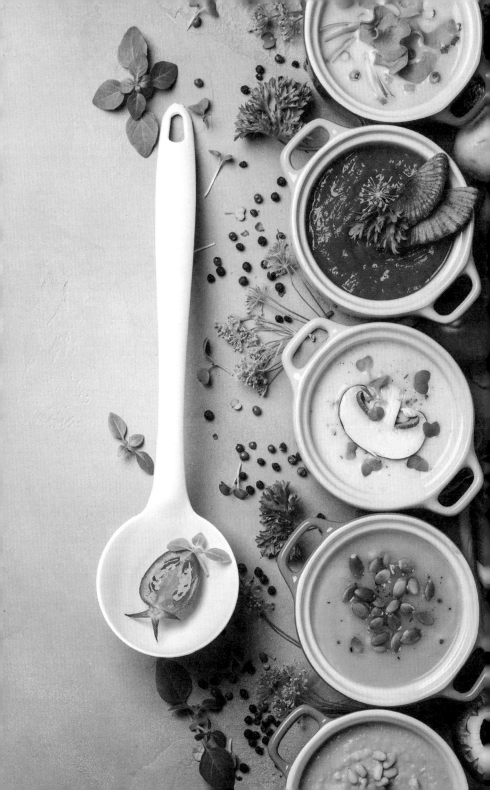

09
chapter

失眠人群的饮食指导

充足睡眠的重要性

人生三分之一的时间都是在睡眠中度过的。睡眠对我们每一个人的生存和健康来说，都是至关重要的。

随着社会的发展，竞争愈发激烈。人们的工作时间越来越长，工作强度也越来越大，睡眠显得尤为重要。优质的睡眠不仅能消除机体的紧张状态，调节神经系统功能，还能给人带来愉悦的心情，也是人类健康长寿的养生之道。

01 消除疲劳

睡眠是消除身体疲劳的主要方式。人在睡眠状态下，大脑接受不到外界环境和事物的刺激，神经系统处于稳定的状态，疲劳的细胞得以恢复。同时，在睡眠中，人们的四肢也得到了最大程度的放松。所以，充足的睡眠能够使人们的机体恢复到正常的状态。

02 储备能量

人们的生活和工作都需要消耗大量的脑力和体力，只有在睡眠过程中，人体的新陈代谢和能量代谢超过分解代谢，使人体的各个组织的能量得以补充。同时，还能够为四肢和大脑储备新的能量。

03 保护大脑和内脏的功能

睡眠不足者，表现为烦躁、激动或精神萎靡、注意力涣散、记忆力减退等，长期缺少睡眠则会导致幻觉。而睡眠充足者，精力充沛，思维敏捷，办事效率高。这是由于大脑在睡眠状态下耗氧量大大减少，有利于脑细胞能量贮存。因此，睡眠有利于保护大脑，提高脑力。

04 提高机体免疫力

睡眠能增强机体的抵抗力，同时，睡眠还可以使各组织器官自我恢复加快。现代医学中常把睡眠作为一种治疗手段，用来帮助患者度过最痛苦的时期，以利于疾病的康复。

05 延缓衰老，促进长寿

调查研究表明，健康长寿的老年人均有一个良好而正常的睡眠。每天能睡 7 ~ 8 个小时的人群是最长寿的。睡眠充足，人的机体能够得到很好的修复，第二天又可以饱满的热情投入到学习、工作和生活中。

06 有利于皮肤美容

在睡眠过程中皮肤毛细血管循环增多，其分泌和清除过程加强，加快了皮肤的代谢和再生。所以睡眠好有益于皮肤美容，延缓衰老过程。

失眠对健康的影响

Q 什么是失眠症

失眠是指大脑兴奋性增强，造成入睡困难、睡眠浮浅、易惊醒、多梦早醒等。

失眠会引起心理失衡，常感觉身心负担沉重。在失眠的诊断上，至少连续 3 周感到睡眠不足，引起明显的功能障碍时，就视为失眠症。

睡眠不足会出现注意力不容易集中，工作效率降低，常感到头昏脑胀、疲乏无力、记忆力减退等现象。早上起床时感到头痛、头重、无力，白天昏昏沉沉，晚上又担心睡不好，形成恶性循环。并常伴有情绪不稳定、烦躁易怒、心烦意乱、惶恐不安、心情沉重、双眉紧锁、坐立不安、焦虑紧张、忧郁消极等。

Q 影响睡眠的因素

① 精神因素：精神因素是引起失眠的主要原因。生活和工作中的各种不愉快事件，导致焦虑、烦躁不安、忧愁、过度兴奋、愤怒，持续的精神创伤导致的悲伤、恐惧等，均可引起失眠或者加重失眠。多数失眠者因为工作压力大，过于疲惫和思虑过多等引起睡眠阻碍。

② 环境因素：环境因素是引发失眠的最常见原因之一。居住环境嘈杂，卧具不舒适，空气污染，或突然改变睡眠的环境，强光的刺激，室温过冷或者过热及蚊虫的侵扰等，都会影响睡眠。

③ 行为因素：不良的生活习惯，如睡前喝茶、喝咖啡、吸烟等，生活无规律、入睡无定时、过度娱乐以及流动性工作，如出差等跨时区的时差反应等，均可以引起体内生物钟节奏的变化而出现失眠；饮食过饥过饱、疲劳兴奋等也是失眠的影响因素。

④ 疾病因素：任何躯体的不适均可导致失眠，或者说疾病会引起失眠。失眠往往是一种表象，其背后常常隐藏着其他疾病，如神经衰弱、精神分裂症、情感性疾病、绝经期综合征、甲状腺功能亢进、肺源性心脏病、过敏性疾病、中枢神经系统疾病、高血压病、冠心病、糖尿病、女性生殖系统疾病、营养不良等。

⑤ 年龄因素：失眠与年龄密切相关，年龄越大越容易失眠。老年人入睡时间往往较长，加上夜尿多、睡眠浅、易醒等原因，失眠的发生率比年轻人要高得多。

⑥ 药物和嗜酒因素：药物是引起失眠的另一罪魁祸首。有些失眠纯粹是由药物引起的，即药源性失眠。能引起失眠的药物常见的有平喘药、安定药、利尿药、强心药、降压药、对胃有刺激的药，以及中枢兴奋药等。另外，长期服用安眠药，一旦戒断会有戒断症状。

💀 睡眠不足的危害

① 严重扰乱人体内分泌系统：现代女性很多在 40 岁前就出现了月经紊乱、绝经的现象。临床医学发现，现代女孩子性早熟和中年妇女卵巢早衰，其中一个重要的原因就是睡眠不足。

② 引发三高：长期失眠是引发高血压、糖尿病、高血脂、老年性痴呆等的一个重要致病因素。研究表明，每晚睡眠时间少于 5 小时、一周内有 2 晚平均睡眠不足 5 小时的人，患心脏病的风险会比正常人高 2 ~ 3 倍。心血管疾病与睡眠障碍有关。长期失眠会造成对各种疾病的抵抗力减弱。

③ 影响工作、学习和生活：失眠往往导致白天精神不振、工作效率低、紧张易怒、记忆力减退、头痛等症，与周围人群相处不融洽，抑郁、烦闷严重时还会导致悲观厌世。

④ 过早衰老，缩短寿命：失眠使机体抵抗力下降，降低身体素质，加速衰老，引发多种疾病，缩短人的寿命。英国研究人员观察发现，那些睡眠从 7 小时减少至 5 小时甚至更少的人，其患有疾病致死的风险增加将近一倍。

失眠人群的饮食指导

✕ 失眠人群的饮食原则

① 控制总热量，减少动物脂肪和甜食摄入。

② 在三餐饮食中，应多吃有助于安神助眠的食物，如金针、洋葱、百合、小麦、莲子、红枣、龙眼肉。

③ 多摄取含锌、铜丰富的食物：长期失眠者血清中锌和铜两种微量元素明显降低。含锌较高的食物有牡蛎、鱼类、瘦肉、奶制品等；含铜较高的食物有鱼、虾、蟹、玉米、豆制品、蘑菇、腰果、松子、桃仁、花生、豌豆、扁豆、蜂蜜、葡萄干、草菇、全麦食品、豆类、小麦胚芽、芝麻、南瓜子、啤酒酵母等。

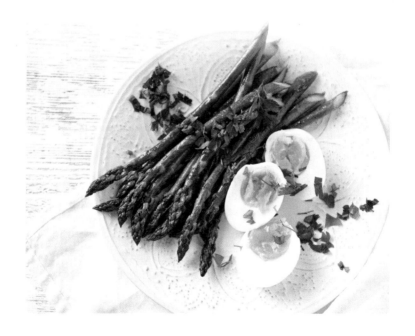

④ 多吃含铁丰富的食物：如紫菜、龙眼干、黑芝麻、黑豆、金针菜、油菜、李子、葡萄干、红枣、无花果、蜂蜜、芝麻酱、啤酒酵母、全谷类等。

⑤ 补充植物松果体素：睡眠与大脑松果体分泌的松果体素有关。随着年龄的增加，人体的松果体素分泌日益减少。黄瓜、西红柿、香蕉和胡萝卜中含有与人体分泌的松果体素结构相似的植物松果体素，宜多食用。

⑥ 多吃富含色氨酸的食物：含色氨酸的食物是"天然安眠药"，它是大脑制造血清素的原料。血清素可让人放松、心情愉悦、引发睡意。小米、酸奶或温热的牛奶中色氨酸含量较高。睡前 2 小时吃少量饼干类或喝一杯温热的加蜂蜜的牛奶，有助于睡眠。

⑦ B 族维生素有助睡眠：如维生素 B_2、维生素 B_3、维生素 B_6、维生素 B_{12}、叶酸等。富含 B 族维生素的食物有酵母、全麦制品、花生、胡桃、蔬菜（尤其是绿叶蔬菜）、牛奶、肝脏、牛肉、猪肉、蛋类等。

⑧ 补充含钙、镁的食物：钙质摄入不足的人容易出现肌肉痛和失眠问题。人体内镁含量过低时，会失去抗压能力。钙和镁并用，成为天然的放松剂和镇静剂。每天喝 2 杯牛奶，补充钙的摄入量，同时适量摄取维生素 C 可以帮助钙质的吸收。从香蕉和坚果类中可以摄取镁。

⑨ 补充益生菌：失眠、精神萎靡不振与肠道菌群失调有关。失眠患者肠

道菌群处于失衡状态，有益菌大量减少，有害细菌过度繁殖，产生的毒素会引起脑－肠神经异常，加重失眠。益生菌有调节肠道菌群平衡、改善睡眠质量作用。无论是压力大、神经衰弱、失眠多梦、焦虑抑郁、更年期睡眠障碍等都可以通过补充益生菌来改善。失眠人群日常饮食可注意选择酸牛奶、泡菜、红茶菌、豆豉等含有益生菌的食物及促进肠道益生菌增殖的益生元（可溶性膳食纤维），或每天在睡前服用足量的益生菌，有助于改善睡眠质量，使睡眠香甜。

⑩ 常保持乐观心态：常做深呼吸运动，让身体含氧量提升。睡前热水泡脚。

✕ 失眠人群的饮食禁忌

① 睡前不吃辛辣刺激性食物：失眠者在临睡前不要吃辣椒、大葱、胡椒、桂皮、芥末等辛性食物，以免造成大脑神经兴奋，影响睡眠。

② 胃不舒则寝不安：失眠者要避免晚间食用高蛋白食物，如鱼肉、鸡鸭等，这些食物不易消化，会加重胃肠的负担，影响睡眠。睡前不宜食用的食物还包括糖、乳酪、巧克力、腊肠、火腿等。因为这些食物都含干酪胺，会刺激肾上腺素的分泌，这将使大脑兴奋而难以入眠。

③ 忌兴奋刺激的食物：如喝浓茶、咖啡，抽烟，饮酒等。

④ 忌用助火的中药：如鹿茸、牛鞭、海马等会让失眠更严重。

⑤ 忌油腻之物：如油煎和油炸食物、牛排、炸薯条等，会使人消化不良，腹胀难以入眠。

⏰ 失眠三餐食谱参考

晨起：喝一杯温开水或加蜂蜜的柠檬汁。做做体操、快走或慢跑。

早餐：麻酱花卷，拌鲜蔬沙拉（用芝麻酱或蒜醋汁做沙拉酱），煮鸡蛋，小菜，鲜牛奶。

午餐：番茄鸡蛋荞麦面，清蒸鱼，腰果碎拌鲜蔬，鲜贝烩丝瓜。

晚餐：红豆莲子百合粥，五色大拌菜，烩鲜虾末嫩豆腐，芦笋炒百合，蒸山药（或南瓜、芋头、鲜玉米）。

✔ 失眠人群的食物选择

① 芦笋：芦笋的营养价值很高，被誉为蔬菜"世界十大名菜"之一。

芦笋含有多种氨基酸和芦笋皂苷：芦笋是一种低热量、低脂肪、高氨基酸的营养食品，含有丰富的黄酮类化合物、芦笋皂苷（总皂苷含量为 15.2%）、多种维生素、多糖等多种营养成分。芦笋含有人体所需的 8 种必需氨基酸，而且比例适当，含量高。

有效改善睡眠质量：芦笋中含有的芦笋皂苷是一种天然化合物，是芦笋生物活性的主要物质。研究表明，芦笋皂苷能有效改善睡眠质量。经常吃芦笋对入睡困难、早醒、醒后再入睡困难、醒后疲劳、睡眠质量不佳、女性更年期睡眠障碍等人群都有很好的营养食疗作用。

降脂降压：芦笋含糖和脂肪低，含纤维素高，对人体血糖、血脂有很好的调节作用；芦笋含有丰富的纤维素，有促进人体消化吸收和润肠通便功效。芦笋含有芦丁、维生素 C 等成分，能降低血压，软化血管，减少胆固醇吸收，可作为冠心病、高血压、脂肪肝患者的辅助治疗食品，可预防高血脂和心脑血管疾病。

② 胶原蛋白：胶原蛋白中含有多种能改善睡眠质量的氨基酸，能有效舒缓神经，改善焦虑、失眠状态，促进深度睡眠。胶原蛋白由众多的氨基酸组成，而每 3 个氨基酸中就有一个甘氨酸，这种人体必需的氨基酸无法在人体内自行生成，只能从动物的筋腱、鱼鳞、鱼皮、鸡肉、香蕉和牛奶等中摄取。人进食这些食物后，大脑中会生成血清素，抑制精神亢奋，使心境平和。血清素分泌旺盛，使大脑松果体分泌出促进睡眠的褪黑素，使睡眠效果更佳。睡觉前摄取胶原蛋白，能起到很好的改善睡眠质量作用，对神经衰弱、焦虑等症状也有明显的改善作用。

③ 牛奶及奶制品：牛奶中含有色氨酸。睡前喝一杯牛奶，其中的色氨酸可以起到安眠作用。牛奶还含有丰富的蛋白质，饮用时的温饱感也增加了安神助眠效果。奶酪、酸奶中也含丰富的钙质。钙能消除人的紧张情绪，有利于休息和睡眠。

④ 杏仁：杏仁是一种含有多种营养素的坚果。杏仁中含有褪黑素和促进睡眠的矿物质镁，这两种物质使它成为睡前吃一点的好食物之一，有助于提高睡眠质量。

⑤ 小米：小米性微寒，具有健胃、和脾、安眠作用。研究表明，小米中的色氨酸含量丰富，其含量在所有谷物中独占鳌头。色氨酸能促进大脑神经细胞分泌出一种使人欲睡的神经物质——5-羟色胺，暂时抑制大脑思维活动，使人困倦。此外，小米中淀粉含量丰富，食后使人有温饱感，能够促进胰岛素的分泌，提高进入脑内色氨酸的量。小米熬成粥，临睡前食用，可使人安然入睡，小米可当作晚餐主食吃。

提示：血糖高的人不宜食用小米。

⑥ 莲子：莲肉有养心安神之作用。《中药大辞典》称其可治"夜寐多梦"。研究表明，莲子含有莲心碱、芸香苷等成分，有镇静作用。莲子还可促进胰腺胰岛素的分泌，改善失眠状态。

⑦ 猕猴桃：猕猴桃是一种低热量水果。相关研究表明，猕猴桃含有丰富维生素C，有促进血清素分泌、调节睡眠周期的作用，也是适合睡前吃的食物之一。猕猴桃中的抗氧化剂，如维生素C和类胡萝卜素，也有促进睡眠作用。失眠的人睡前吃1个猕猴桃，可以帮助入睡并使睡眠时间更长。

⑧ 香蕉：香蕉被誉为包着果皮的"安眠

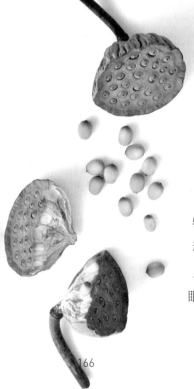

药",它除了含有丰富的复合胺和N-乙酰-5-甲氧基色胺之外，还富有能使肌肉放松的镁。

⑨ 核桃：核桃含有丰富的色氨酸，是睡眠调节素——褪黑素的来源。核桃所含有的脂肪酸组合也有助于改善睡眠质量。100克核桃中 ω-3 脂肪酸的含量可高达9克，对大脑健康很有好处；ω-3 脂肪酸可以在体内转化为 DHA（俗称脑黄金），有增加血清素（5-羟色胺）合成的作用。

⑩ 莴笋：莴笋中有一种乳白色浆液，而这种茎、叶中所含的乳状汁液内含莴苣素，可增强胃液、消化腺液和胆汁的分泌，具有镇静安神作用，且没有毒性，最适宜神经衰弱、失眠者食用。食用时，把莴笋带皮切片煮熟喝汤，特别是睡前服用，更具有助眠功效。

⑪ 黄花菜：黄花菜被称为健脑菜。黄花菜含有较高的卵磷脂，它是多种细胞的成分，尤其是大脑细胞不可缺少的组分。它能清除动脉淤积，增强大脑功能，对记忆力减退、失眠健忘等神经官能症有很好的食疗作用。

⑫ 酸枣仁：酸枣仁中含有的酸枣仁皂苷，与安定药有相似之处，能够养心安神，镇静催眠，抗心律失常，抗心肌缺血，并有一定的降压作用，能直接抑制中枢神经而起到安神、宁心、养肝作用。失眠、神经衰弱、头晕目眩、高血压等人群适宜食用。

⑬ 牡蛎：牡蛎含有丰富的钙、多种维生素、氨基酸和微量元素锌、铜、锰、硒等，被称作"海里的牛奶"。牡蛎中含有的锌、铜可改善大脑细胞的能量代谢，调节神经功能，对睡眠十分有益。

失眠生机食疗方

🍲 莴苣苹果汁

原料配方： 莴苣100克，菠萝50克，苹果30克，蜂蜜10克，矿泉水200毫升。

制作方法： 将莴苣、苹果、菠萝去皮，切块。一起放入搅拌机内，倒入矿泉水，搅拌2分钟。加蜂蜜调匀即可饮用。

食疗作用： 对精力不足、神经衰弱、失眠等有很好的调理效果，适合精力不足、熬夜工作者饮用。

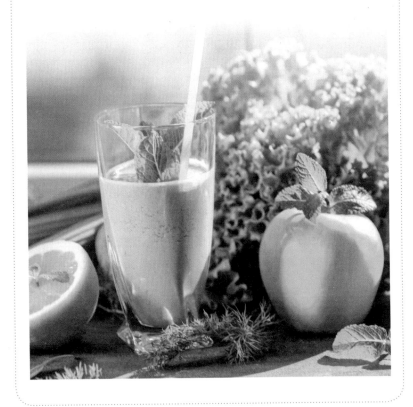

🍲 莲藕生汁

原料配方：完整莲藕 1 条（约 600 克）。

制作方法：将莲藕表面刷洗干净后切块。用分离式榨汁机榨出约 150 毫升原汁，不必沉淀，宜迅速饮用，否则会氧化变黑。

食疗作用：改善失眠、胃溃疡、膀胱炎等。

温馨提示：生藕性寒，胃寒、体寒者慎用。

🍲 金针菜汤

原料配方：干金针菜 15 朵。

制作方法：金针菜洗净，氽烫 1 分钟，沥干，加 500 毫升水大火煮滚后，转小火续煮 30 分钟，滤渣取汤，即可饮用。

食疗作用：可改善不易入睡、失眠。

温馨提示：金针菜为凉类蔬菜，脾肾虚冷者不宜多吃。

🍲 莲心桂圆汤

原料配方：莲子心 1 ~ 2 克，桂圆干 20 克，水 500 毫升 。

制作方法：莲子心泡水 10 分钟，加入桂圆干、水，放入砂锅内，煮 30 分钟，即可滤渣喝汤。

食疗作用：改善不易入睡、焦虑忧郁症状。

温馨提示：桂圆较甜，血糖高不宜饮用。

🍲 小麦甘草红枣汤

原料配方：小麦 50 克，甘草 6 克，红枣 10 粒。

制作方法：将小麦、甘草与红枣洗净，用沸水 800 毫升浸泡 30 分钟，以大火煮滚后小火续煮 20 分钟即可。以喝汤为主，小麦与红枣亦可进食。

食疗作用：宁心安神，改善失眠质量。

酸枣仁小米粥

原料配方： 小米 50 克，酸枣仁 10 克，红枣 6 粒，枸杞 15 克。

制作方法： 酸枣仁洗净捣碎，放入纱布袋中，放入陶瓷锅或砂锅（勿用铁锅）加水 1000 毫升，大火煮滚后改小火继续煮 20 分钟，滤渣备用。红枣（切开去籽）、枸杞、小米，加入酸枣仁汤，熬煮至熟即可。可当作晚餐主食吃。

食疗作用： 养胃安神，促进睡眠。

酸枣仁金针汤

原料配方： 酸枣仁 10 克，干金针菜 15 克，红枣 10 粒，葱白 5 根，洋葱 1 片（约 30 克），水 1000 毫升。

制作方法： 红枣切开、去籽；葱白洗净、切小段；洋葱洗净切碎。金针菜以沸水汆烫 1 分钟后滤水。所有材料放入砂锅内加水，大火煮滚后，转小火续煮 30 分钟，滤渣即可饮用。

食疗作用： 安神助眠，提高睡眠质量。

温馨提示： 早、午、晚及睡前各喝一次。但睡前不宜喝多。

失眠人群的生活方式指导

① 晚餐清淡，不宜过饱：晚餐吃得多，不仅会造成肥胖，还会影响睡眠。人体在吃了丰盛的晚餐之后身体的机能处于一种消化的兴奋状态，会造成"想睡却怎么也睡不着"的失眠状态。尽量减少晚上聚餐。回家吃饭有利于控制饮食，有助于睡眠。

② 临睡前忌浓茶、浓咖啡：忌吃辣椒、胡椒粉、油腻食物以及吸烟、饮酒。

③ 睡前不宜兴奋：睡前过于兴奋，影响睡眠，表现为入睡困难或者睡后多梦，使大脑得不到充分休息。因此，睡前半小时不宜做剧烈活动，看电视或电影不要太晚，可以听听轻柔的音乐，这对调节失眠是有一定的作用的。

④ 睡前不吃东西：如果睡前吃东西，特别是吃油腻食物，会增加胃肠的负担。古代医学家说："胃不和，则寐不安。"睡前吃东西会妨碍睡眠，易引起睡后多梦。

⑤ 睡前应开窗：人在睡眠时也需要充足的氧气来维持身体代谢的需要，睡前打开窗户通风，保证室内空气新鲜，使供氧充足，能使入睡迅速而深沉。

⑥ 睡前少饮水：如果睡前饮水量多，或吃了含水分较多的食物（如西瓜、稀饭），由于膀胱充盈，不断向大脑皮层传送刺激信号，睡眠将会不安稳。因此，睡前宜少饮水。

⑦ 热水泡脚：热水泡脚不但可以促进脚部血液循环，还可以促进下肢血液循环，消除下肢的沉重感，而且对消除疲劳、改善睡眠大有裨益。用热水泡脚，可以起到调整脏腑功能、增强体质、促进睡眠作用。用温热水泡脚是一种柔和的良性刺激，能促进人们迅速入睡，睡得更深、更熟。

⑧ 舒适的睡眠环境：想要有一个健康的睡眠，就要注意自己的休息环境，一是要保持室内安静，二是睡前要注意通风，使室内空气清新。

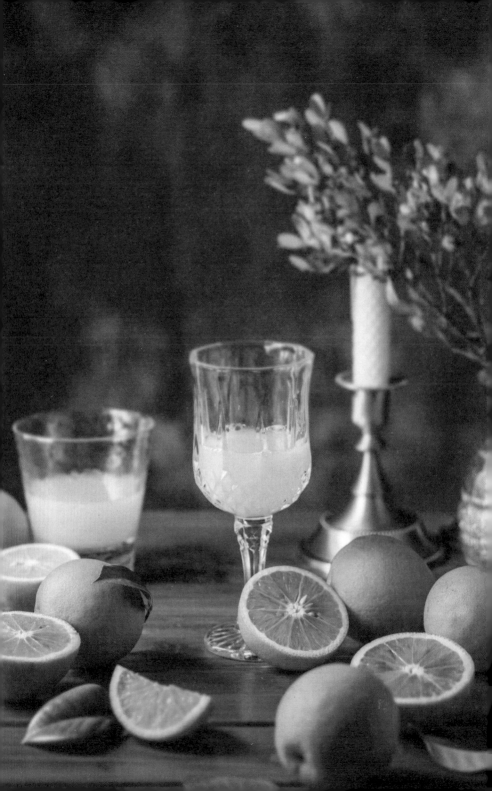

10
chapter

免疫力低下人群的饮食指导

认识免疫力

Q 什么是免疫力

免疫力就是抵抗疾病的能力，是人类最好的医生。通常把人体对外来侵袭异物进行识别和排除的抵抗力称为"免疫力"。免疫力的强弱反映人体免疫功能的强弱，免疫力来自免疫系统，它有三大功能：防御功能、自身稳定功能、免疫监视功能。中医有"正气内存，邪不可干"之说，正气指的就是人体的免疫功能。人体与生俱来就拥有一个世界上最好的医生——免疫系统。

人体免疫力分为两大部分，首先是先天的免疫力，胚胎发育过程、婴儿分娩过程以及在哺乳中都获得了来自母亲的免疫力，这基本是固定的，没有办法改变。我们可以改变的是后天获得的免疫力，这与饮食、运动、睡眠、情绪、环境等因素都密切相关。

同在一片蓝天下，同样经受着环境、食物、空气、水的污染以及气候反复无常变化的侵袭，为什么有的人生病，有的人不生病？就是因为人体免疫系统的强弱不同。

Q 免疫力下降的常见因素

① 膳食失去平衡：进食时间不规律、偏食、挑食、消化吸收不良等营养不均衡，都会使免疫系统所需的营养不足。微量元素钙、锌、铁以及维生素 A、维生素 D 等的缺乏，均可导致营养不良、抵抗力下降。

② 精神压力大：精神压力大、焦虑和悲观情绪会造成植物神经功能紊乱，从而影响到内分泌系统和免疫系统，造成一段时间内免疫力急剧下降，"一夜白头"就是这个缘由。过于消极、悲观的性格会造成免疫力降低。

③ 过度劳累：睡眠不足或过度劳累也会给内分泌系统及免疫系统带来不良影响，从而造成免疫力下降。

④ 锻炼不够：身体在运动的过程中，免疫功能细胞会出现增多，长期坚持规律运动能增强免疫功能细胞活性。此外，运动能让体温升高，有利于提高细胞对病毒、细菌的吞噬作用，进而提高机体的免疫力。

⑤ 节食：不少人以节食的方式减重，比如只食用蔬菜、水果来代替正常饮食，这些做法都直接导致膳食结构不完整。营养摄入不均衡使免疫力下降，因为免疫球蛋白是免疫系统的重要组成部分，当身体摄入蛋白质不足时，免疫球蛋白的形成将大受影响。

⑥ 睡眠不足：随着生活方式的改变，熬夜现象越来越普遍，熬夜会直接导致睡眠不足。睡眠是身体免疫系统自我修复的时间，如果睡眠不足，身体将错过修复的黄金时期，从而造成抵抗力下降。因此，每天保证 7 ~ 8 小时的睡眠，对稳定免疫系统的正常工作很有必要。

⑦ 不良生活方式：吸烟、饮酒、熬夜等不良嗜好会消耗体内大量的 B 族维生素和维生素 C（1 支香烟燃烧产生 3 亿个自由基，消耗 25 毫克维生素 C），使身体的免疫力下降。生活不规律、睡眠不足也会伤害免疫系统。

⑧ 人体自然老化：随着年龄的增长，人生病后恢复会较前慢或容易患感冒，这是因为人体的免疫系统老化后不能有效发挥作用所致。

☠ 免疫力低下的危害

① 易患感冒，患病率增加：免疫力低下的人最容易生病，且易引发感冒。如一年中感冒无数次，而且感冒时间比较长，治疗周期也比较长，就说明机体的免疫力低下了。免疫力低下会导致身体对细菌、病毒的抵抗力下降，增加患病机会。患病之后不容易治愈，还会引发多种并发症，也容易引起复发。

② 易患疱疹：免疫力低下会导致疱疹的发生。

③ 易感染艾滋病病毒：艾滋病病毒会导致免疫力系统受损，免疫力低下的人容易被艾滋病病毒感染。

④ 加速衰老：免疫力低下的人看起来比同年的人更加苍老。因此，提高人的免疫力，能有效延缓衰老过程。

⑤ 引发癌症：免疫力下降会导致机体的免疫监视能力也出

现了下降。一旦免疫监管能力下降，体内的癌变细胞没有得到"监视"，就增加了在体内繁殖的机会，可能导致癌症的发生。

增强免疫力的饮食指导

✖ 提高免疫力的饮食原则

① 补充必需营养素：必需营养素是指人体不能自身合成，只能从食物中摄取的营养素。到目前为止，科学家发现人体每天必须从食物中补充 46 种营养素，而且人体必需的 46 种营养素必须同时存在，缺一不可。如维生素和矿物质的缺乏或不平衡，会导致其他营养素不能被人体利用，而引发多种疾病。

② 多吃抗氧化食物：抗氧化剂是一种存在于食品中的、能够增强免疫功能的物质。人体不断产生的自由基，会损害体内的细胞，破坏免疫系统。增强免疫力应多吃抗氧化食物，如富含维生素 C 的蔬菜水果、含维生素 E 丰富的坚果类。硒、锌也具有清除自由基的作用，膳食中应注意摄入含锌、硒丰富的海产品和肉类。富含硒的食物有面粉、糙米、大麦、鱼、虾等；富含锌的食物有贝壳类、豆类等。

③ 增加蛋白质摄入量：免疫系统中的免疫细胞主要是由蛋白质所构成，可以从饮食中摄取高生物价蛋白质，例如蛋类、乳制品以及豆腐、豆干、豆浆等黄豆制品。

④ 补充必需脂肪酸：适当增加不饱和脂肪酸摄入量可降低体内炎性因子的生成，增强免疫功能。人体无法自行合成必需脂

肪酸，必须经由食物摄取，例如从核桃、杏仁果以及亚麻仁油、葵花油、橄榄油等植物油中摄取。

⑤ 多摄取全谷类：增加膳食纤维及 B 族维生素的摄取量，如全谷类食物糙米、薏米、燕麦、小麦胚芽、藜麦等。早餐可用全麦面包取代白面包；中餐及晚餐可用五谷米、糙米来取代白米，增加 B 族维生素的摄取。

⑥ 补充充足的水分：多喝水还能让人感觉清新，充满活力。研究证明，白开水对人体的新陈代谢有十分重要的生理活性作用。水很容易透过细胞膜而被身体吸收，使人体器官中的乳酸脱氢酶活力增强，从而有效地提高人体的抗病能力和免疫能力。特别是晨起的第一杯温开水，尤为重要。

⑦ 饭前生吃蔬菜、水果：许多蔬菜中都含有一种干扰素诱发剂，它能刺激人体正常细胞产生干扰素，进而产生一种抗病毒蛋白。抗病毒蛋白能抑制癌细胞的生长，又能有效调节机体免疫力，提高巨噬细胞（免疫细胞）的吞噬功能，从而起到防癌、抗

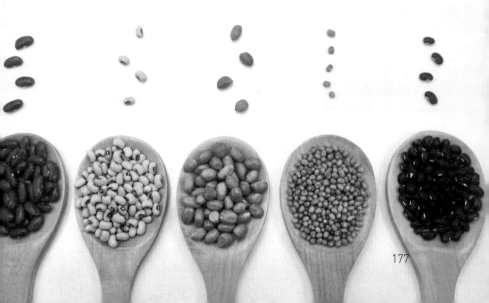

癌的作用。例如，萝卜就含有干扰素诱发剂。生食蔬菜能最大限度地保留蔬菜中的维生素和微量元素。蔬菜中的维生素、胡萝卜素以及挥发油，都有激发免疫功能作用，而这种功能只有在生食的前提下才能实现。

⑧ 经常喝茶：茶叶中主要活性成分茶多酚和茶色素，均有很强的抗氧化作用。研究发现，每天饮5杯茶能增强身体抗病能力。茶叶中含有一种名叫茶氨酸的化学物质，能增强免疫系统中相关细胞的反应，调动人体的免疫细胞抵御细菌、真菌和病毒，因此，可以使人体抵御感染的能力提高。

⑨ 喝葡萄酒：葡萄酒中含有多酚类化合物和白藜芦醇，有抗氧化、抗疲劳作用。白藜芦醇有活化细胞、恢复年轻活力、清除体内自由基、提高免疫力作用。还有调节血脂、降低胆固醇、降低血液黏稠度、防止血栓形成、保护心血管作用。

⑩ 常吃菌菇类：菌菇中含有抗病毒物质——蘑菇多糖，有助于增强免疫力。

⑪ 补充富含精氨酸的食物：海参、鳝鱼、泥鳅、墨鱼以及山药、芝麻、银杏、黑豆腐皮、冻豆腐、葵花子、榛子富含精氨酸，有助于增强免疫力。

⑫ 饮食清淡，戒烟限酒：少吃甜食，少油脂，戒烟限酒，均有助于提高免疫力。

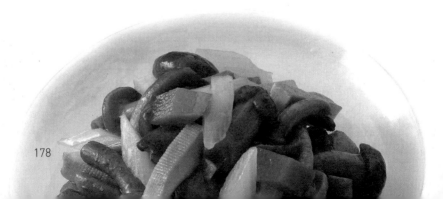

✔ 增强免疫力的食物选择

① 芦笋：芦笋含有多种特殊的营养元素，如天门冬酰胺、天门冬氨酸及多种甾体皂苷物质。芦笋富含组织蛋白，这是一种"使细胞生长正常化"的物质，能增强机体免疫力。芦笋还含有丰富的叶酸，其含量仅次于动物肝脏，对预防癌症有一定疗效。

② 大白菜：医学研究发现，膳食纤维可预防结肠癌。白菜含纤维素较多，有利于防癌。白菜中还含有微量元素硒及微量元素钼，具有很好的增强抵抗力作用。

③ 圆白菜：圆白菜含有丰富的微量元素钼，钼有抑制致癌物亚硝胺合成的作用。圆白菜与菜花、花茎甘蓝、孢子甘蓝等，已被世界科学家列入抗癌食谱中。圆白菜还具有广泛的防病、治病功效，如用新鲜的圆白菜汁治疗胃及十二指肠溃疡。圆白菜富含维生素 U，是"溃疡愈合因子"，对溃疡有很好的辅助治疗作用，可提高胃肠内膜上皮的抵抗力，使代谢过程正常化，从而加速溃疡的愈合，预防胃溃疡恶变。

④ 西红柿：西红柿既是美味果蔬，又是一种良药。研究表明，人体获取的维生素 C 的量，是控制和提高机体抗病能力的决定因素。西红柿是防癌抗癌的首选果蔬。西红柿内的苹果酸和柠檬酸等有机酸，既有保护所含维生素 C 不被烹调所破坏的作用，还有增加胃液酸度、帮助消化、调整胃肠功能。

⑤ 胡萝卜：研究发现，胡萝卜中含有较丰富的叶酸，具有提高免疫力作用；胡萝卜中的木质素，也有提高机体免疫力和间接杀灭癌细胞的功能。对长期吸烟的人，每日如能饮半杯胡萝卜

汁，对肺部也有很好的保护作用。

⑥ 白萝卜：民间自古就流传"冬吃萝卜夏吃姜，不劳医生开处方"之谚语。现代也有人称萝卜为"土人参"。白萝卜中含有一种叫"干扰素诱生剂"的物质，有明显的抗病毒感染作用。由于白萝卜中所含的木质素能提高巨噬细胞的活力，能够吞噬癌细胞，且萝卜所含的一种酶能把致癌的亚硝胺分解掉，因此，白萝卜是一种具有增强免疫功能的防癌抗癌食物。

⑦ 大蒜：大蒜被人们称为"土生土长的抗生素"，其神奇的药效秘密在于含有的大蒜素是一种挥发性植物杀菌素。大蒜有提高抵抗力作用。大蒜中脂溶性挥发油等有效成分可激活巨噬细胞的功能，提高机体抵抗力。另外，大蒜还含有硒、锗等多种抗癌元素，常食大蒜可预防胃癌、食管癌的发生。

⑧ 蜂胶：蜂胶是蜂蜜的又一代高级蜂产品，有人称为自然界的"第二颗太阳"。研究证实，蜂胶对细菌、病毒和霉菌等有较强的抑制和杀灭作用，对正常细胞没有毒副作用，能显著提高人体免疫力。蜂胶不仅有抗癌作用，而且对糖尿病、高血压、高血脂及皮肤病、美容等均有较好的疗效。

⑨ 香菇：香菇中含有一种物质——葡萄糖苷酶，试验证明，这种物质有明显的增强机体免疫力和抗癌的作用，被称为"抗癌新兵"。香菇还能抗感冒病毒。香菇中含有一种干扰素的诱导剂，能诱导体内干扰素的产生，从而使人体免疫力增强。

⑩ 香蕉：香蕉能够增加白细胞，改善免疫系统功能，提高人体抵抗疾病的能力。特别是患病者、婴幼儿，每天吃1～2根香蕉，可以提高身体免疫功能。

⑪ 麦草：麦草是天然营养源。麦草含有 70% 的天然解毒剂——叶绿素。叶绿素是最好的天然解毒剂，有预防感染、防止炎症扩散和止痛作用，并有改善体质、增强机体耐受力、防癌、防止基因突变等功能，是人体健康的卫士。

⑫ 益生菌：肠道是人体最大的疾病防御系统和免疫器官。人体 70% 以上免疫力由肠道管控，有近一半的免疫细胞附着在肠道。肠道中的有益菌（益生菌）是免疫防线的第一线。经常感冒的人，大多存在肠道菌群失调现象，经常补充有益菌对于提高身体抵抗力非常重要。

增强免疫力生机蔬果汁

🍲 鲜桃苹果苦瓜汁

原料配方：新鲜桃子 1 个，苹果 1 个，苦瓜半根。

制作方法：将桃子洗净，去核切块；苹果洗净，去皮切块；苦瓜涮洗干净，去籽，切段。把 3 种食材放入榨汁机内榨取原汁即可饮用。

食疗作用：桃和苹果中含有丰富的胡萝卜素和维生素 C，可以促进身体的新陈代谢，提高免疫力。苦瓜含维生素 C 丰富，有抗病毒作用。

🍲 葡萄柚柳橙西芹汁

原料配方：葡萄柚半个，柳橙 1 个，西芹 1 根。

制作方法：葡萄柚、柳橙洗净去皮，切块；西芹洗净，切段。将所有原料放入磨汁机磨取原汁即可。每天 1 杯，长期饮用有效。

食疗作用: 增强抵抗力, 预防感冒。葡萄柚、柳橙含有丰富的维生素C, 有增强免疫力和润泽肌肤之功效。芹菜性凉, 可以清热利湿, 润肺止咳, 平肝凉血, 还有健胃、调经之功效。经常饮用, 能增强抵抗力, 预防感冒, 抵抗压力。

胡萝卜番茄汁

原料配方: 胡萝卜1根, 番茄1个, 蜂蜜10毫升, 矿泉水150毫升。

制作方法: 将胡萝卜洗净, 去皮, 切成片; 番茄切块。将所有材料一同放入搅拌机内, 搅拌2分钟即可。加蜂蜜调味。

食疗作用: 番茄有止渴生津、健胃消食、凉血平肝、清热解毒功效。番茄中含有丰富的维生素C, 能够提高机体免疫功能。每天喝1杯胡萝卜番茄汁, 能改善不良体质, 提高对病毒、细菌的抵抗力。

甘蓝苹果汁

原料配方: 甘蓝菜100克, 苹果1个, 柠檬1/4个, 矿泉水200毫升, 蜂蜜适量。

制作方法: 将甘蓝冲洗干净后, 切成小片; 苹果去皮去核, 切小块; 柠檬挤汁; 备用。将所有材料一起放入搅拌机中搅拌均匀即可。依个人喜好, 加入蜂蜜调味。

食疗作用: 甘蓝菜含有多种可预防癌症的化合物, 对胃溃疡、十二指肠溃疡有促进愈合作用。经常饮用可增强机体免疫力, 对胃肠也有很好的保护作用。

西芹苹果汁

原料配方: 苹果2个, 西芹2根, 蜂蜜适量。

制作方法：苹果洗净，去皮去籽，切成大块；芹菜洗净，切段。两者一同放入榨汁机中榨汁。加蜂蜜调味即可饮用。

食疗作用：增强体力，改善睡眠质量。苹果性平味酸，能生津止渴、益气神心、化痰润肺。这道果蔬汁有益身体健康，增强免疫力。可加餐饮用。

🍲 胡萝卜柳橙蔬果汁

原料配方：胡萝卜1根，西芹1根，柳橙2个，蜂蜜适量。

制作方法：将胡萝卜、芹菜洗净，去皮，切成小块；橙子洗净后切块。用榨汁机压榨成汁。加蜂蜜调味。

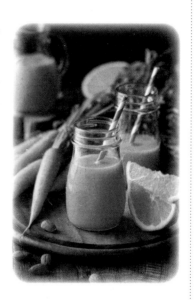

食疗作用：增强免疫力，保护视力。胡萝卜、柳橙和西芹含有丰富的维生素C和胡萝卜素，可以提高人体的免疫力，保护人体不受病毒和细菌感染。每天一杯，有预防流感作用。

👍 免疫力低下人群的生活方式指导

① 保持良好的生活习惯：丢弃抽烟、喝酒、熬夜这些坏习惯。好好吃饭，好好睡觉，提高免疫力。

② 锻炼身体，增强体质：经常运动的人能更好地适应外界

的气温、湿度等变化。运动是最好的保持身体健康的方法，同时也是提高身体免疫力的一个好方法。坚持每天至少做半个小时的有氧运动。如快走、游泳、健身操、太极拳等都是很好的运动。

③ 慎用抗生素：滥用抗生素会带来超级细菌等新问题。抗生素只对细菌有用，且不同的抗生素的抗菌作用不同，抗生素不能随便用，滥用抗生素不仅治不好病，还可能伤害原有的免疫力。

④ 戒烟戒酒：医学研究证明，吸烟时人体血管容易发生痉挛，局部器官血液供应减少，营养素和氧气供给减少，尤其是呼吸道黏膜得不到氧气和养料供给，抗病能力也就随之下降。嗜烟、酗酒会削减人体免疫功能。

⑤ 保证充足的睡眠：睡眠充足是保证身体免疫力的一个前提。睡眠的时候，可以让身体免疫系统得到一定的缓解。研究表明，睡眠充足的人，其生病的概率低。因此，每天应保证 7 ~ 8 个小时的睡眠时间，减少夜生活。

⑥ 合理晒太阳：日光中的紫外线能刺激人体皮肤中的 7—脱氢胆固醇转化成维生素 D_3，每天只需 0.009 毫克就可使免疫力增加 1 倍。所以，每天晒晒太阳，不仅能促进钙的吸收，还能提高人体的免疫力。最好的晒太阳时间是早上 8 点到 10 点之间和下午 4 点之后。

⑦ 每天开怀大笑：笑，有一个好处就是提高免疫力。因为人体的免疫细胞有一种叫做 T 细胞。当我们在开怀大笑的时候，就会刺激 T 细胞的分裂形成。笑会使体内的 T 细胞增多。保持乐观情绪和愉悦心情，是提高免疫力的最好的方法。

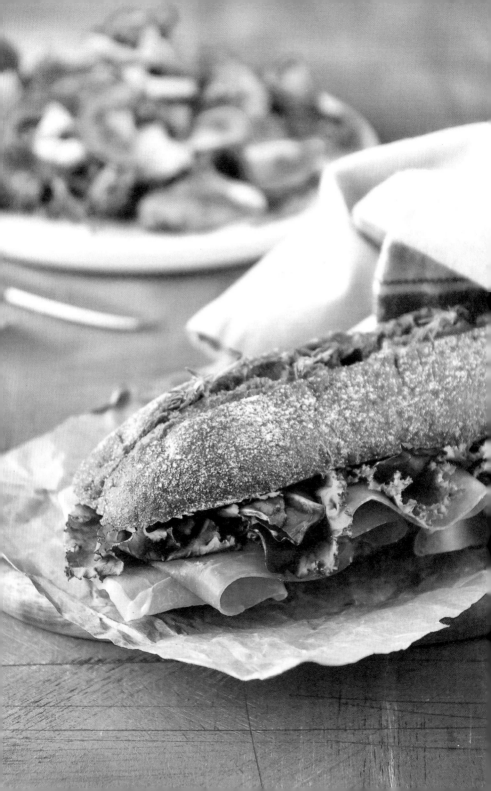

女性保养的饮食指导

女人的一生要经历不同的生理时期，留住青春、拥有健康美丽和激情活力，是女人一生的追求和梦想。现代女性，尤其是职场女性，面临更大的身体、精神和心理压力，会造成卵巢早衰、皮肤松弛、过早衰老、更年期提前等。因此，女人注重饮食营养，对身心健康和延缓衰老过程都有重要意义。

营养，让女人成为一道永远亮丽的风景！

职场女性的饮食指导

🔍 职场女性需要补充的营养素

女性在各个不同的生理时期，所需的营养成分也不尽相同。特定的时期如果没有及时补充特定的营养，将会给健康造成无法挽回的损失。

① 蛋白质要充足：职业女性常会有加班，熬夜、用脑过度、

饮食不规律等情况加速蛋白质的消耗，所以应注意补充优质蛋白。最好的蛋白质为奶类、蛋类、豆类及制品、鱼、坚果等。海产品不仅蛋白质含量高、质量好，而且脂肪含量低，是补充优质蛋白的最佳选择。豆制品是植物性食物中蛋白质含量最丰富的食品，每日进食豆腐及制品有助于补充蛋白质。

② 控制脂肪摄入量：少吃含动物性脂肪高的食物，如肉类、油炸食品，以防超重和肥胖。脂肪摄入过多，容易导致脂质过氧化物增加，使活动耐力降低，影响工作效率，加速衰老。

③ 补充维生素：维生素是维持生理功能的重要成分，特别是与脑和神经代谢有关的维生素 B_1、维生素 B_6 等。这类维生素在糙米、全麦、苜蓿中含量较丰富。另外，抗氧化营养素如胡萝卜素、维生素 C、维生素 E，有利于提高工作效率，各种新鲜蔬菜、水果、坚果中含量丰富。

④ 矿物质的供给：矿物质对于调节身体免疫力、抗氧化、增加骨密度有益。女性在月经期伴随着红细胞的丢失，还会丢失铁、钙、锌等矿物质。钙对女性是至关重要的，由于激素的原因使女性缺钙严重高于男性。每天至少应补充 800 ～ 1000 毫克的钙，尤其是怀孕和哺乳期的女性更不能缺钙。铁是合成血红蛋白的原材料，为预防缺铁性贫血，要注意铁和叶酸的补充。含铁丰富的食物有动物的肝、肾、血、瘦肉，鸡蛋，海产品如鱼、虾、紫菜、海带以及红枣、黑木耳等，应注意选用。还应多吃些富含维生素 C 的水果和蔬菜，以促进铁吸收。

⑤ 补充膳食纤维：膳食纤维有助于肠道运动。职业女性多有饮食不规律、肉类吃的多、膳食纤维不足及坐的时间长、运动时间短的问题，造成肠道蠕动减少，容易造成便秘。应注意多吃

富含膳食纤维的蔬菜、水果、粗粮等。每天膳食纤维摄入量应达到 15 ~ 20 克，不仅可使肠道内具有抗衰老功效的双歧杆菌数量增加，还可改善便秘和腹泻。

⑥ 食素人群的营养补充：有些女性为了减肥而选择食素。素食者由于不吃肉，往往缺乏维生素 B_{12}、维生素 D、钙和锌、铁等营养素。此外，素食者蛋白质的补充非常重要。除了摄食各种蔬菜、瓜果外，应注意多吃豆类及坚果类。

⑦ 补脑：职业女性因长期用脑过度，如果出现脑无所养，还会有反应迟钝、神经紧张以及心悸无力等症状。核桃、松子、腰果、黑芝麻、杏仁、栗子、红枣、草莓、小白菜、何首乌、百合、金针菇、鸡肉、鸭肉等，以及富含 B 族维生素、维生素 C 和维生素 E 的食物都是很好的补脑食品。

⑧ 注意吃好早餐：建议早餐适当食用含优质蛋白质的食品。早餐最好吃一个鸡蛋、一杯浓豆浆、一片全麦面包、一盘蔬菜沙拉。

✗ 职业女性养颜抗衰饮食调养

① 补充高蛋白类食物：高蛋白食物有瘦肉、蛋类、鱼类、牛奶等。蛋白质是人体的必需营养物质之一。女性应该从年轻时起就重视大豆类食物的补充，每天应喝一杯浓豆浆或吃一块豆腐。黄豆中含有优质蛋白和大豆异黄酮，对女性有延缓衰老作用。

② 多食富含软骨素的食物：软骨素是构成弹性纤维的重要物质。多食富含软骨素的鸡骨、鱼翅、鲑鱼等，有助延缓皱纹的产生，使皮肤细腻有弹性。

③ 多吃富含核酸的食物：核酸是一种生命信息物质，还是一种葆春物质，有延缓衰老、美容养颜、减少皱纹形成作用。含核酸丰富的食物有鱼、虾、动物肝脏、酵母、蘑菇、木耳、牡蛎、银耳、蜂蜜、花粉以及胚芽等。在摄入核酸丰富的食品时，注意多吃富含维生素 C 的青菜和水果，有利于核酸的吸收。

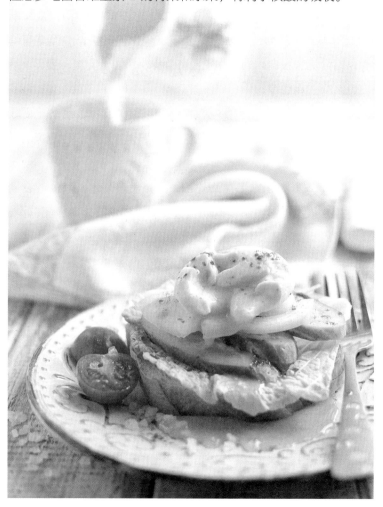

④ 补充抗氧化食物：多食富含维生素 C、维生素 E 及微量元素锌、硒等抗氧化剂的食物，以上这些营养素缺乏可导致皮肤干燥、粗糙，进而产生皮肤皱纹及过早衰老。富含维生素 C、维生素 E 和锌元素、硒元素的食物主要有各种植物油、鲜蔬菜和水果、鱼类、贝类、蛋类、坚果类等。

⑤ 多食富含胶原蛋白的食物：蛋白质中的胶原蛋白能使细胞变得丰满，从而使肌肤充盈，皱纹减少，皮肤光滑而富有弹性。富含优质蛋白质的食物主要有鱼皮、鱼鳞、乳类、蛋类、猪皮、猪蹄、鸡爪等。

⑥ 美白防晒食物：多吃富含番茄红素的食物，可防止皮肤胶原蛋白质和弹性纤维素因遭受紫外线照射被破坏，也可预防皱纹的生成。

⑦ 补充水分：水是生命之源，又是美容之本。人体的衰老过程就是失水的过程。皮肤缺水会变得干燥，皮脂腺分泌减少，皮肤变得粗糙，进而加速皮肤老化，促使皱纹形成。日常生活中要每天补充 2000 毫升水，尤其是在剧烈的运动以及夏、冬季节，尤需多饮水，以保持皮肤弹性。

⑧ 保证睡眠充足：睡眠期间是肌肤每天自我修护的时间。睡眠也可以有效帮助肌肉放松，预防皱纹的发生。有助于睡眠的食物如下：牛奶中含有催眠物质，有利于解除疲劳并入睡；小米含色氨酸最为丰富，能提高进入脑内的色氨酸数量，促进睡眠；核桃可以改善睡眠质量。此外，大枣、蜂蜜、醋和全麦面包也是有助于睡眠的食物。睡前一小时喝一杯槐花蜂蜜或是枣花蜂蜜，既可防止产生皱纹，又可安神排毒。

美肤驻颜食疗方

🍲 香蕉奶糊

原料配方： 香蕉1个，鲜牛奶250克，麦片50克，葡萄干25克。

制作方法： 将上四味入锅用文火煮好，加点蜂蜜调味，早晚各吃100克。

食疗作用： 美肤去皱，延缓衰老。

🍲 杏仁牛奶芝麻糊

原料配方： 杏仁150克，核桃75克，白芝麻、糯米各100克，黑芝麻200克，牛奶250克，冰糖60克，水适量，枸杞子、果料各适量。

制作方法： 先将芝麻炒至微香，与上述原料一起捣烂成糊状，用纱布滤汁，将冰糖与水煮沸，再倒入糊中拌匀，撒上枸杞子、果料，文火煮沸，冷却后放入冰箱保存。每日早晚各50克。

食疗作用： 润肤养颜，延缓皮肤衰老。

🍲 猪皮冻米粉

原料配方： 鲜猪皮500克，米粉100克，清水500毫升，蜂蜜适量。

制作方法： 将鲜猪皮洗净去毛，切成小块，放入锅中。锅中加水500毫升，先大火煮沸，再小火煨成浓汁。在浓汁中加入米粉、蜂蜜搅匀，再煮沸后起锅，冷却后置冰箱保存。每次吃10～15克，1日3次。

食疗作用： 猪皮中含有丰富的胶原蛋白和微量元素锌。胶原蛋白在含锌酶的作用下，提供皮肤所需的透明质酸，使贮水功能

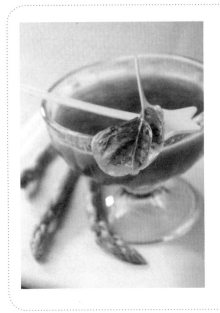

改善，防止皮肤松弛起皱。

🍲 鲜芦笋苹果汁

原料配方： 鲜芦笋 1 根，胡萝卜、苹果、芹菜各 100 克，柠檬汁 10 克。

制作方法： 以上原材料用磨汁机磨取原汁，与柠檬汁混合搅拌均匀饮用即可。

食疗作用： 经常饮用有促进睡眠、美白抗皱、延缓衰老作用。

✖ 职场女性要注意的饮食误区

① 饭少菜多，不吃主食：职场免不了应酬，推杯换盏之际，往往不吃主食。其实人体的食物摄入应是金字塔式结构，其中谷物淀粉类应占据最重要的地位。若摄入过少，不仅不利于健康，而且主要提供能量的葡萄糖摄入量就会相应减少，影响工作效率。

② 过量饮用咖啡：咖啡具有提神醒脑的作用，深受职场女性的欢迎。其实咖啡中的咖啡因只能令神经一时兴奋，过后则会使人体大脑处于抑制状态，反而产生昏昏欲睡的感觉，而且饮用过度，还会影响人体钙的吸收，从而造成骨质疏松，并增加患心脏病的概率，对女性尤为不利。

③ 饭后喝汤：很多女性习惯饭后喝汤。这并不是一个好习

惯。高汤中含有丰富脂肪、胆固醇、盐、嘌呤等，而且热量高，饱餐后再喝汤无疑又增加了热量的摄入。

④ 吃煎炸烧烤食品：有些女性喜欢吃煎荷包蛋、烤鸡翅、炸土豆片等。蛋肉在煎炸过程中会产生许多分解产物，具有细胞毒性作用，对女性卵巢、乳腺等尤其有亲和性，易成为癌瘤的诱发剂，有导致罹患妇科病的危险。

职业女性的生活方式指导

① 保证充足睡眠：充足的睡眠可消除疲劳、恢复体力、减少脸部皱纹。

② 坚持户外运动：坚持适当的体育锻炼，预防身体发胖。户外锻炼既可强身又能抗衰老，还能预防身体发福，每天应坚持 1 ~ 2 小时体育锻炼。

③ 保持心态平衡：保持心态平衡和乐观开朗，和同事、朋友和平相处，和亲人相亲相爱，可最大限度地调动体内激素，既可提高机体免疫力，又能延缓衰老。

④ 养成良好的饮食习惯：饮食以清淡为主，多吃新鲜的水果和蔬菜，少吃或者不吃刺激性的食物。

女性更年期人群的饮食指导

Q 什么是更年期

更年期是女性卵巢功能从旺盛逐渐衰退到完全消失的一个过

渡时期，包括绝经和绝经前后的一段时间，一般在 45 ~ 50 岁之间。更年期是女性必经的生理阶段和生命周期的转折点。

更年期由于体内的雌激素水平逐渐下降，可出现一系列生理心理变化。多数女性能平稳地度过更年期，但也有少数更年期女性由于生理改变，机体一时不能适应，而出现一系列综合症状称为更年期综合征。

🔍 更年期的生理变化

① 皮肤松弛暗淡：更年期明显的变化是卵巢机能逐渐下降，雌激素分泌减少，皮肤的含水量也随之递减，使皮肤干燥、晦暗，皱纹和色斑增多，失去以往光泽和弹性。

② 肥胖：体态臃肿，肥胖，活力下降。

③ 腰酸背痛：绝经后的女性更容易患上骨质疏松。这是由于绝经后雌激素水平会大幅降低，骨骼受影响会变轻变脆，出现腰酸背痛的症状。

④ 精神神经症状：雌激素低时会对精神情绪有影响，出现潮红、盗汗、胸闷气短、焦虑、抑郁、烦躁易怒、失眠健忘、多疑等状态。

⑤ 性欲低下：雌激素水平降低，容易出现性欲减退、阴道分泌物减少、阴道干涩、外阴瘙痒、性交疼痛等症状，影响夫妻生活和谐。

⑥ 易患心血管疾病：在 50 岁之前，与男性相比，女性患心脑血管疾病的机会要少，这是因为雌激素的存在维护了血管的柔软，使血管不易硬化，但雌激素消失之后，女性患这类疾病的机会就增加了。

✕ 更年期人群的饮食原则

① 适量增加蛋白质：补充人体必需的 8 种氨基酸。这 8 种氨基酸人体不能合成，需要在食物中获取。乳品、蛋、瘦肉、鱼类、大豆、坚果中含有多种氨基酸，多食用可有效缓解更年期不适。

② 控制总热量，低盐低脂饮食：更年期女性饮食应清淡，每天食盐应控制在 6 克以内；动物类食物应控制在 50 ~ 75 克；食用油在 25 克以内；尽量选择植物油。主食多选用粗面、燕麦、薏米、糙米、苦荞、豌豆、玉米、小米、豆制品及五谷杂粮。控制总热量，预防肥胖等代谢性疾病的发生。

③ 补充 B 族维生素：更年期女性有时会出现神经、精神方面的症状，如情绪波动、记忆力减退、心慌失眠等，应多吃富含 B 族维生素的食物，如粗粮、豆类、坚果、瘦肉等，并注意多吃含维生素 B_2 的食物。

④ 多吃富含 ω-3 脂肪酸的食物：可多吃亚麻籽及亚麻籽油，亚麻籽及亚麻籽油所含的亚麻酸属于 ω-3 脂肪酸。此外，亚麻籽中含有的木酚素，是与人体雌激素十分相似的植物雌激素，木酚素对雌激素依赖性疾病——乳腺癌、前列腺癌、绝经期综合征、骨质疏松有预防作用。

⑤ 补充膳食纤维：蔬菜水果是膳食纤维的重要来源。苹果、海带、南瓜、黑木耳等含有可溶性膳食纤维，能较好维持肠道的生态平衡，促进益生菌的生长，也有良好的防治便秘的作用。

⑥ 增加钙的摄入量：为预防骨质疏松症，要多吃含钙量高的食物，如牛奶、酸奶、豆制品、海带以及各种鱼类、海藻类食

品等，同时要补充维生素 D，以增强钙的吸收。

⑦ 补充异黄酮和硼：每天摄入 30～50 毫克从植物中来的异黄酮（如豆腐和豆制品）、薏仁、牛蒡、山药、蜂王浆、雪蛤等。富含硼的食物，如苹果、甜豆荚、葡萄等，可以防止雌激素水平降低。

⑧ 控制食盐，少吃甜食：更年期妇女内分泌改变，水盐代谢紊乱，容易引起浮肿和血压升高。用盐量宜尽量控制，每天不高于 6 克。更年期糖代谢、脂肪代谢也常紊乱，故易发生血糖升高、血脂升高、体形肥胖等，应控制摄入含糖量高的食物。

⑨ 多喝温开水或蜂蜜水，养成定时排便的习惯。

✔ 更年期人群的食物选择

从天然食物中补充雌激素，有助于改善更年期症状，使安全平稳度过更年期。

① 山药：山药中含有的薯蓣皂苷能发挥类似雌激素的作用，协助人体调节内分泌，稳定雌激素，缓解更年期的不适症状。山药含热量低，经常吃山药能预防肥胖，增强骨骼强度与密度，预防和改善骨质疏松。

② 黑豆及大豆制品：黑豆乃万豆之王。黑豆所含的大豆异黄酮相比其他豆类是最高的。黄豆、豆腐、豆浆等食物中也含有丰富的大豆异黄酮。大豆异黄酮被称为"植物性雌激素"，更年期女性每天吃豆腐，可以改善更年期症状，还有预防骨质疏松、心脑血管疾病等多重功效。

③ 鹰嘴豆：鹰嘴豆富含蛋白质、不饱和脂肪酸、碳水化合物、纤维素及 10 多种氨基酸。鹰嘴豆中含有的鹰嘴豆异黄酮，

是具有活性的植物性类雌激素，
能延缓细胞衰老，保持皮肤弹
性，减少骨质丢失，减轻更
年期综合症状，延缓衰老等。

④酵母粉：酵母富含多种
人体所需的蛋白质、维生素和酶
等生理活性物质。更年期食用富含酵
母的食物，如发酵食品、酸奶、全麦面
包等，可起到调整新陈代谢的作用。在酵母
培养过程中，如添加含硒、铬等微量元素，对
更年期症状有更好的食疗作用。

⑤石榴：石榴果实中含有机酸、维生素 C、B 族维生素及
钙、磷、钾等矿物质。石榴汁含有多种氨基酸和微量元素，有助
消化、抗胃溃疡、软化血管、降血脂和血糖、降低胆固醇等多种
功能。石榴籽油还有雌激素样作用。

⑥山竹：近年研究发现，山竹萃取物含有桑橙素糖苷，此
成分具有抗糖化效果。糖化反应是促进人体老化的第一杀手。山
竹还含有一种特殊物质，具有降燥、解热作用。山竹对更年期发
热、烦躁及体弱、营养不良都有很好的调养作用。

⑦南瓜子：南瓜子等坚果中富含 ω-3 脂肪酸，能刺激脑垂
体分泌雌激素样物质，作用于垂体和卵巢，有调控雌激素分泌的作
用。另外，所含的维生素 E 能有效清除人体活性氧。适量食用南瓜
子等坚果，能平衡雌激素分泌，舒缓身心压力，改善焦虑症状。

⑧覆盆子：覆盆子含有具有雌激素样作用的黄酮类成分，
并含有大量的儿茶素类和抗氧化黄酮，具有很强的抗氧化能力，

可清除体内自由基，强化血管，预防心血管疾病。覆盆子含有的烯酮素是天然的减肥良方，能够加速脂肪的代谢燃烧，对更年期肥胖有很好的预防和调理作用。

⑨ 柑橘：柑橘中含有丰富的类黄酮。类黄酮是广泛存在于蔬菜水果中的天然色素，是一类多酚羟基化合物，能够抗氧化、抗炎、抗癌、抗心血管疾病等。在自然界中，生物类黄酮所含有的维生素 P 常常与维生素 C 共存，具有清除自由基、抗氧化作用。多食用柑橘类，可减轻更年期面部潮红、心悸、多汗、多疑、烦躁等症状。

⑩ 蜂胶：蜂胶具有促进内分泌、改善组织代谢过程、调节自主神经功能的作用。食用蜂胶，有减轻更年期症状、改善性功能障碍等作用。

⑪ 百合：百合为一种清补食品，有润肺、补虚、安神作用。更年期出现心神不定、虚烦惊悸、神志恍惚、失眠不安者，最适合食用百合。

⑫ 莲子：莲子有益肾气、养心气、补脾气的功用，适宜女性更年期心神不安、烦躁失眠或夜寐多梦、体虚带下者食用。

⑬ 枸杞子：枸杞子是中医最常用的滋补肝肾的中药，对更年期有肝肾阴亏、阴虚火旺、头晕目眩、腰酸腿软者大有益处。

⑭ 亚麻子：科学家认为这种小小的棕红色种子里富含一种类雌激素的化合物，对更年期症状有很好的调理作用。

⑮ 牛奶：牛奶中含有色氨酸，有促进睡眠作用，对更年期失眠、多梦等有调理作用，是天然催眠良药。

⑯ 牡蛎肉：牡蛎肉有养血滋阴之功效，对更年期症见阴虚内热、烦热失眠、心神不安者，食之最宜。

⑰ 鸡蛋：女性每天吃一个鸡蛋，可以帮助人体制造雌激素。

⑱ 卷心菜：卷心菜中含有一种特殊的物质——硼，硼能够促进雌激素分泌。卷心菜还富含膳食纤维，能润肠通便，促进排毒，对更年期便秘有益。

⑲ 香菇：香菇富含锌、硒元素。富含硒和锌的食物对平衡雌激素有特殊功效。多吃香菇等菌类，能起到调理雌激素平衡的作用。

⑳ 牡蛎：牡蛎中含有丰富的锌元素。锌元素是平衡雌激素的一种珍贵元素。

✕ 更年期人群的饮食禁忌

① 忌吃煎炸食物：如炸猪排、鸡排、薯条等，避免口干咽燥，加重内热症状。

② 忌吃辛辣食物：少喝酒、浓茶、咖啡等；少用胡椒粉、辣椒粉等调味品及大蒜、韭菜等，以免刺激大脑皮质引起兴奋，加重烦躁、潮热出汗等不适症状。

③ 忌吃兴奋性食物：如巧克力、咖啡、白酒、浓茶等食物，有刺激神经兴奋作用，容易造成"晚上睡不着，白天无精打采"的恶性循环。

④ 忌吃热性食物：如羊肉、牛肉、桂圆、荔枝等，多吃会出现燥热失眠、口渴等内热症状，加重更年期症状。

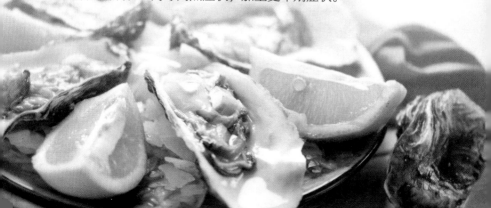

更年期食疗验方

甘麦大枣汤

原料配方： 小麦 30 克，红枣 10 枚，甘草 10 克。

制作方法： 同放砂锅内加水 500 毫升煎服。每日早晚各服 1 次。

食疗作用： 适用于绝经前后伴有潮热出汗、烦躁心悸、忧郁易怒、面色无华者。

莲子百合粥

原料配方： 莲子、百合、粳米各 30 克。

制作方法： 将莲子、百合、粳米同放锅内，加水适量煮粥，每日早晚各服 1 次。

食疗作用： 适用于绝经前后伴有心悸不寐、怔忡健忘、肢体乏力、皮肤粗糙者。

枸杞桑椹红枣汤

原料配方： 枸杞子、桑椹子、红枣各等份。

制作方法： 将上述食材洗净，水煎服，早晚各 1 次。或用怀山药 30 克、瘦肉 100 克炖汤喝，每日 1 次。

食疗作用： 适用于更年期有头晕目眩、饮食不香、困倦乏力及面色苍白者。

赤豆薏苡仁红枣粥

原料配方： 赤小豆、薏苡仁、粳米各 30 克，红枣 10 枚。

制作方法： 每日熬粥食之。1 日 3 次。

食疗作用： 适用于更年期有肢体水肿、皮肤松弛、关节酸痛者。

🍲 山药豆奶

原料配方： 新鲜山药 100 克，熟豆浆 250 毫升，蜂蜜 10 毫升。

制作方法： 山药洗净、去皮、切块、蒸熟；所有材料放入果汁机拌匀即可，宜趁鲜饮用。

食疗作用： 山药和黄豆含有天然植物雌激素和植物固醇，经常食用能减缓更年期的不适症状，适宜于更年期体质虚弱、能量不足者饮用。

🍲 莲子芡实粥

原料配方： 莲子、芡实各 50 克，新鲜荷叶 1 小片，糯米 100 克。

制作方法： 将上述食材洗净加水 1000 毫升，用电锅蒸煮至熟烂，即可进食。一日数次食用。

食疗作用： 莲子健脾宁心，芡实健脾补肾，荷叶清热利水，常喝能够缓解压力，养心宁神。

🍲 牛蒡凉拌菜

原料配方： 牛蒡 1 根，糖、盐、醋适量。

制作方法： 牛蒡洗净用铁汤匙轻轻刮掉外皮；将牛蒡刨成细丝，并即刻泡入盐水中，以免氧化变黑，然后取出。加入糖、盐、醋拌匀即成。要当天吃完，不宜久藏。

食疗作用： 牛蒡含有丰富的膳食纤维和矿物质，有缓解便秘、预防肥胖作用。

👍 女性更年期人群的生活方式指导

① 坚持运动：适当的身体锻炼不仅能增强体质、控制体重、改善呼吸功能，还能促进钙在骨骼中的沉积，以防止因雌激素降低引起的骨质疏松。根据个人的爱好，选择自己喜欢的运动，如慢跑、散步、骑自行车、打太极拳、唱歌、跳舞等。可减缓体力下降，缓解压力，增强抵抗力。

② 保持心理平衡：调整好自己的心态，保持乐观情绪，消除不应有的恐惧和焦虑。可适当地参加一些让身心放松的活动，如读书、养鸟、种花、下棋等。多参加一些社交活动，多与朋友交流，分散注意力。

③ 适度的性生活，有益于心身健康：适度的性生活对更年期女性的生理心理健康是非常有益处的。因为性生活能反射性地作用于垂体的应激功能，使卵泡成熟并排出正常，分泌雌激素，延缓卵巢衰退的速度，从而推迟或减轻更年期症状。

④ 合理安排作息时间：早睡早起，每晚保证 7 ~ 8 小时睡眠。入睡前应尽量避免看有趣而使人激动的文章、小说，晚间不宜看惊险悲惨的电视或电影，有条件者要在午餐后再睡半小时到 1 小时。对于夜间出汗、潮红、心跳的患者，睡前床头可放一杯冷开水，以备症状出现时饮用。

⑤ 按时定量用餐：注意避免过饥过饱，特别是晚间不能饮用浓茶或咖啡。

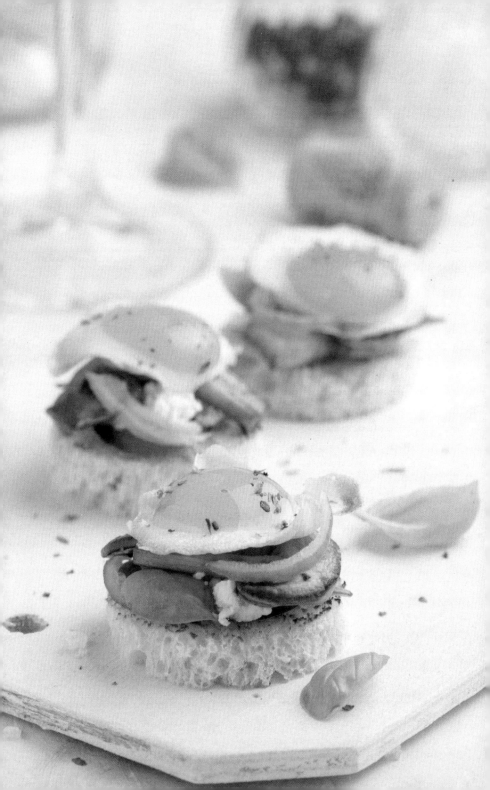

男性保养的饮食指导

关于男人之美

随着社会物质文明和精神文明的提高，人们的审美观念也在不断地更新。男性不仅是事业、家庭的支柱，男性的美感更是世界上不可缺失的魅力和美景。

莎士比亚写过一句名言：与其说男性魅力是用来征服女人的，倒不如说男性是在征服世界的过程中变得魅力四射，从而赢得女人的芳心。

作为一个现代男人，要想充满阳刚，健康是不可缺的第一要素，是男子汉的阳刚之美、男人的特殊魅力所在。

Q 男性健康的重要性

越来越多的资料表明，男性不但不比女性健康，而且患病的机会多于女性，寿命普遍短于女性。

① 男性的耐受力和抗病力，如耐寒、耐饥、耐疲劳等比女性差。男性在工作中遇到阻力时，往往心跳加快、血压升高、肾上腺分泌增加，心血管疾病发病率高于女性。有人做过统计，大约有 3O 多种疾病，如心脏病、高血压、脂肪肝、糖尿病、胃溃疡等，都是男性多发。

② 男性对精神压力的耐受力远远低于女性。

③ 男性比女性寿命短。据前苏联医学界统计，苏联新生儿男女比例基本协调，但到老年时，男女比例则为 50∶100。在我国，男子的平均寿命也比女性短 5 岁。

④ 男性健康深埋隐患：令人担忧的是，绝大多数的职场男性，每天都在承受着巨大的工作与精神双重压力。虽然事业有成，功名显赫，但却疏忽对健康和保养的重视，健康状况每况愈下，深埋隐患。很多人拖着病态的身体，仍在拼命地工作、应酬、酗酒、嗜烟、自残其身，以致患病失治、英年早逝，给社会和家庭造成不可估量的损失。因此，关心男性的健康是社会和家庭共同的责任！

✔ 男性健康的标准

世界卫生组织规定衡量一个人是否健康的十大准则如下。

① 精力充沛：有充沛的精力，能从容不迫地担负日常生活和繁重工作，而且不感到过分紧张与疲劳。

② 积极乐观：处事乐观，态度积极，乐于承担责任，事无大小，不挑剔。

③ 睡眠好：健康的男性都善于休息。

④ 应变能力强：能适应外界环境的各种变化。

⑤ 身体素质好：能够抵抗一般性感冒和传染病。

⑥ 体重适当：身体匀称，没有将军肚。

⑦ 眼睛明亮、牙齿清洁、面色红润。

⑧ 头发有光泽，无头屑；肌肉丰满，皮肤有弹性。

⑨ 心理健康：心理健康的男性，有能力把工作压力与情绪问题平衡好。

⑩ 和谐的夫妻生活：一个健康男性，应有良好的欲望与夫妻生活要求，这是证明男性身体状况良好的表现。

💀 男性健康的八大杀手

① 高血压：据最新全国流行病学调查显示，我国高血压人数已近两亿，发病率呈逐年上升的趋势，且男性明显高于女性。

② 前列腺疾病：男性在青壮年时期，有 35％~40％ 患有不同程度的前列腺炎。

③ 性功能障碍（ED）：男性身体及精神方面的疾病和不良的生活方式等，都会以男性性功能障碍的形式表现出来。ED 在 40 岁以上的男性中普遍存在，我国不同程度的 ED 患者约有 0.8 亿~1 亿人。据统计，大约只有 10％ 的 ED 患者选择就医。

④ 不育：据世界卫生组织估计，全世界共有 6000 万~8000 万对夫妇患有不育症，其中约 50％ 由男方不育所致。

⑤ 胃病：男人们喜欢喝酒、抽烟、喝咖啡，经常在餐桌上狼吞虎咽、暴饮暴食等。研究发现，男性胃病的发病率比女性平均高出 6.2 倍。

⑥ 肝病：常言道，男怕伤肝，女怕伤肾。肝脏担负着人体的各种代谢、解毒和免疫功能。因此，要限烟禁酒。注意休息、

减压和科学饮食。

⑦ 心理疾病：男性长期处于高度精神紧张状态，拼命工作，不断自我加压，得不到及时的调理，久而久之便会产生焦虑不安、精神抑郁等症状，诱发心理障碍或精神疾病。

男性保养的饮食指导

🍴 男性保养的饮食原则

① 补充富含铬的食物：铬有助于促进胆固醇的代谢，增强机体的耐力，促进肌肉生成，避免多余脂肪。含铬较多的食物有牛肉、黑胡椒、糙米、玉米、小米、粗面粉、红糖、葡萄汁、食用菌类等。

② 补充富含锌的食物：锌是男性"性福"的元素。锌是人体酶的活性成分，能促进雄性激素的生成。最新的膳食调查表明，中国男性锌的摄入量达到要求的不到 1/3。海产品中的牡蛎以及瘦肉、苹果、豆类、粗粮中含锌丰富。

③ 补充植物纤维：膳食纤维是血管和肠道的清道夫，能减少结肠癌发病率，控制血糖，降低血压，帮助减肥。

④ 补充番茄红素：番茄红素是细胞的"防弹衣"，有预防前列腺增生作用，是优良的抗氧化活性营养素。

⑤ 选择有益于性功能的食物：选择具有调补气血、补肾助阳作用的食物，如牡蛎、海虾、核桃仁、小公鸡、山药、枸杞子、韭菜、海参等，能有效增强男性性功能并防治性功能障碍。

⑥ 适当节食有益于长寿：男性应酬、喝酒的机会比女人多，每一次酗酒都伤肝，每一次暴饮暴食都等于一次慢性自杀。

⑦ 杂食有益于健康：调查显示，30 ~ 45 岁男性中，有高达 65％的人营养失衡，其中 30％情况严重。

✔ 男性保养的食物选择

① 西红柿：西红柿是补充维生素 C 的最佳食物来源之一，并富含番茄红素，能增强抗氧化作用和增加免疫力，还能预防前列腺癌，改善精子浓度和活力，延缓人体衰老过程。

② 黄豆：黄豆中含有大豆异黄酮，可以有效减少男性患前列腺癌的概率。常吃黄豆及制品的男人罹患前列腺癌的概率较低，而且黄豆对改善男性的骨质流失一样有效。研究显示，每天摄入 25 克的大豆，有预防胆固醇增高作用。

③ 生蚝：食物中蚝、虾、蟹的锌含量最为丰富。男性精液里含有大量的锌，当体内的锌不足，会影响精子的数量与品质。此外，蚝因富含牛磺酸，具有滋养强身、提升肝脏功能作用。常吃海鲜可以增强男性性功能。

④ 大蒜：大蒜具有强烈的杀菌力，能消灭侵入体内的病菌。男性多吃可改善体质并壮体强身。

⑤ 全麦面包：全麦面包中富含 B 族维生素，是复合性碳水化合物，可以缓慢释放能量，具有镇定和舒缓压力、疲劳作用。

⑥ 深海鱼：深海鱼中的 ω-3 脂肪酸可以阻止血液凝结，减少血管收缩，促进血液循环，降低三酸甘油酯等。男性经常食用深海鱼对心脏血管特别有益。

⑦ 绿茶：绿茶富含维生素 C，而维生素 C 是预防感冒、抗

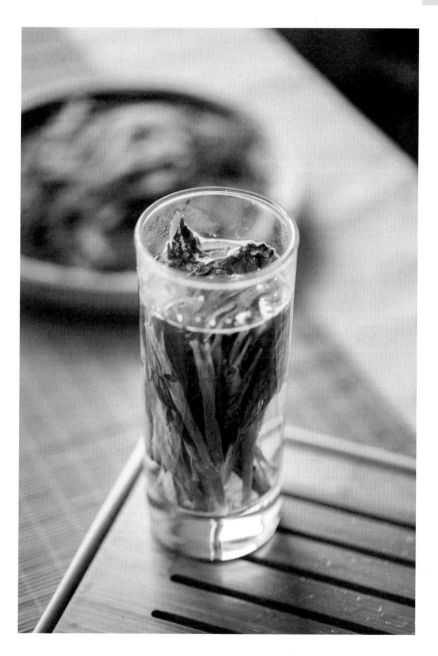

氧化所不可欠缺的营养素，具有利尿、消除压力的作用。

⑧ 香蕉：香蕉是一种快速的体力恢复剂。香蕉中富含的钾是维持心跳、血压等人体生命特征所必需的元素。此外，香蕉中富含的镁及维生素 B_6 可以维持红细胞活力，增强人体免疫机能。

⑨ 菜花：菜花含有丰富的维生素 C、胡萝卜素以及钾、镁等人体不可或缺的营养成分。菜花能够强肾壮骨，长期食用可以有效减少心脏病的发生概率，同时菜花也是全球公认的最佳抗癌食品，是男性预防前列腺癌的必要选择。

⑩ 坚果：富含镁和抗氧化剂的坚果可以有效减少心脏疾病、癌症和前列腺疾病的发生。此外，坚果中的硒还可以降低人体内不良胆固醇的水平。

⑪ 蜂蜜：蜂蜜含有一种和人体垂体激素相仿的植物激素，具有活跃性腺的作用。蜂蜜中的糖分对精液的形成十分有益。

⏰ 男性三餐食谱参考

晨起：喝一杯加蜂蜜的柠檬水。做做体操、散散步或慢跑。

早餐：麻酱花卷，蒸山药，煮鸡蛋，牛肉拌青椒，牛奶燕麦片粥。

午餐：三鲜水饺（虾肉、香菇、肉末、香芹），核桃仁炒韭菜，松子拌菠菜。

加餐：鲜奶牛油果。鲜牛奶 200 毫升，牛油果 1 个，用搅拌机打成奶昔。

晚餐：全麦馒头，鲜虾香芹末糯米粥，韭菜炒蚕蛹，五色大拌菜。

男性烟民的饮食指导

✗ 男性烟民的饮食原则

① 多吃含硒食物：吸烟导致人体血液中的硒元素含量降低，因此，宜常补充含硒丰富的食物，如动物肝（含胆固醇高，每周1～2次，每次不超过50克）、海藻、虾、豆类、蘑菇、香菇、小米、银耳、大蒜、黄花菜、芝麻、谷物等。

② 补充维生素：抽烟会使得烟民身体中所储备的抗氧化素、维生素快速消耗，而身体中的氧化物质又随之增加，如果不能及时补充就会造成过氧化作用。

③ 多喝茶：茶叶中含有茶多酚、咖啡碱、维生素C等多种成分，对香烟中的一些有毒物质起解毒作用，同时又可利用茶叶的利尿作用，减少毒物在体内停留时间。

④ 多吃降低胆固醇的食物：因为吸烟可使血管中的胆固醇及脂肪沉积量加大，大脑供血量减少，容易导致脑萎缩，从而加速大脑老化等。因此，吸烟者在饮食上宜少吃含脂肪酸的肥肉等，而相应增加一些能够降低或抑制胆固醇合成的食物，如牛肉、鱼类、豆制品及一些含膳食纤维高的粗粮、蔬菜、水果等。

⑤ 多喝牛奶：吸烟者应多喝牛奶，牛奶可给吸烟者补充所需的多种维生素，降低胆固醇，降低血压，减少支气管炎的发生。

⑥ 饮食宜素不宜荤：油煎食品、太咸或刺激味重的调料食品，都能使人产生吸烟的欲望。

✔ 清咽护肺的食物选择

① 枇杷：枇杷具有清肺气、镇咳化痰作用，对因经常吸烟所造成的呼吸道黏膜损伤具有保护作用。

② 柚子：柚子味甘酸、性寒，具有消食健胃、生津止渴、化痰止咳、滑肠通便之功效。柚子能解烟酒毒，可消除吸烟、饮酒后口中的异味。因此，吸烟、饮酒后鲜食柚子，可使人唇液生香，减少烟味、酒气。

③ 大白菜：大白菜热量低，而纤维素的含量丰富，可促进胃肠蠕动，有利于排出体内垃圾毒素，并有清热解毒、去火消炎之功效。同时大白菜还可补充男性所必需的锌元素。

④ 胡萝卜：胡萝卜素有维护上皮细胞正常功能、防治呼吸道感染、促进人体生长发育等重要功效。长期吸烟的人，每日饮半杯胡萝卜汁，对肺部也有很好的保护作用。

⑤ 牛奶：吸烟是慢性气管炎、肺气肿最主要致病因素之一。牛奶中的蛋白质及维生素 A，对呼吸道黏膜有保护作用。吸烟者应多喝牛奶。

⑥ 红葡萄酒：红葡萄酒含有多酚物质和白藜芦醇，可以减少吸烟造成的危害。

⑦ 梨：吸烟、饮酒后吃梨，会顿感舒服无比，所以梨有"快果"的美称。将冰糖炖梨吃，不但祛除痰热，滋阴润肺，而且对嗓子有养护作用。

男性烟民食疗方

清咽枇杷雪梨汁

原料配方：枇杷150克，雪梨200克，蜂蜜10毫升。

制作方法：将雪梨去皮、核，切块，将枇杷果肉与雪梨、蜂蜜及适量矿泉水同放搅拌机搅拌均匀即可。

食疗作用：此饮有护咽利肺作用，适用于因抽烟过多所致的喉部不适、咳嗽痰多等症。

川贝炖雪梨

原料配方：大鸭梨1个，川贝母10克，冰糖30克。

制作方法：先将川贝母研成细粉备用。鸭梨洗净，靠柄部横断切开，挖去核，将川贝母粉装入，把切开部分合上，用牙签固定，放大碗中，加冰糖和水少许，上锅蒸40分钟。趁热时吃梨喝汤。

食疗功效：川贝母具有清热化痰、润肺止咳作用，冰糖、鸭梨均为润肺佳品，对于治疗干咳少痰、口干唇燥疗效颇佳。

温馨提示：寒性咳嗽者不宜饮此方。

冰糖萝卜梨

原料配方：萝卜250克，百合50克，梨2个，冰糖10克。

制作方法：将梨、白萝卜洗净切块。将百合掰成瓣，与以上食材和冰糖一同放锅中加水炖煮。吃百合、梨、萝卜，饮汤。每日2次。

食疗作用：本品有清肺润喉、消痰降火、清咽美音的食疗效用，经常饮用对于防治声音沙哑及保护嗓子有特效。

蜂蜜百合汤

原料配方：百合 10 克，蜂蜜 25 克。

制作方法：将百合洗净掰散放入碗内，加入清水 100 克。蒸锅加水烧沸后，放入百合隔水蒸 30 分钟，再放入蜂蜜即成。温服。

食疗作用：润肺止咳。对因吸烟引起的咳嗽有很好的食疗功效。

梨藕蜂蜜饮

原料配方：生萝卜 150 克，鲜莲藕 200 克，雪梨 1 个，蜂蜜 15 克。

制作方法：先将萝卜、莲藕、雪梨清洗干净，去皮，切块。用磨汁机磨取原汁，调入蜂蜜搅拌均匀即可饮用。

食疗作用：清热润肺。萝卜有消食顺气、化痰止咳、利尿、补虚等作用。鲜榨莲藕汁有清肝热、润肺、凉血止血等功能。梨子润肺清热，生津止渴，与蜂蜜同用，增强润肺止咳作用。

荸荠蜜奶饮

原料配方：荸荠 250 克，牛奶 150 毫升，蜂蜜 15 克。

制作方法：荸荠去皮洗净后，切成 2 瓣，与牛奶、蜂蜜同放搅拌机内，搅拌 2 分钟即可。

食疗作用：荸荠有清热解毒、抗菌消炎功效。适用于咽干舌燥、津液缺少、咽喉肿痛等症。并可作为高热患者的最好饮料。

男性性功能减退人群的饮食指导

Q 男性性功能减退的常见病因

① 心理精神因素：男性性欲减退，多由心理因素引起。长期心情抑郁的男性患有性功能低下的概率远远高出身心健康的男性。人在情绪不佳时，性欲容易暂时减退，尤其是在极悲伤、恐怖、愤慨、忧愁、消沉和绝望等恶劣状态下，性欲会受到显著影响，甚至可完全丧失。工作压力过大也会造成性激素分泌失调。

② 内分泌失调：如各种原发性和继发性性腺功能减退症、垂体肿瘤等以及其他原因如慢性消耗性疾病及服用影响性欲的药物等可导致内分泌失调而影响性功能。

③ 性交过频：过度性交使垂体前叶对促肾上腺皮质激素和促甲状腺素的分泌失去平衡，影响神经系统及其他系统的机能，导致性功能减退。

④ 药物因素：不少药物会对生理功能产生影响，如降压药、镇静药、利尿药、胃溃疡药等，对生理功能产生抑制作用。长期服用，可致性功能减退。

⑤ 营养因素：营养是性生活的物质基础。研究表明，蛋白质和锌等重要微量元素的缺乏，可引起性功能减退。

⑥ 嗜烟酒：嗜烟酒易出现性功能紊乱，导致性欲下降。酗酒损害男性泌尿生殖系功能，加快睾酮代谢，使雄激素生成减少。吸烟可影响男性生殖器官的血液供应，造成生理性功能障碍。

⑦ 长期熬夜、缺乏运动：长期熬夜和久坐不动对身体各个器官的损害都很大，男性生理功能也会受累，出现退化现象。

⑧ 亲密生活不规律：长期缺乏亲密生活会导致男性内分泌系统出现紊乱，造成生理欲望低下，而过度则会导致肾气不足，出现生理功能低迷现象。

⑨ 全身疾病：各种急慢性疾病都可能导致男性性欲低下。比较常见的有糖尿病、心脑血管疾病、高血压、肥胖、神经系统疾病、前列腺肥大等。

✖ 男性性功能减退人群的饮食调理

① 摄入充足的优质蛋白质：优质蛋白质含有人体所需的多种氨基酸，尤其是必需氨基酸，这些氨基酸是人体内不能合成的，它们参与包括性器官、生殖细胞在内的人体组织细胞构成。如精氨酸是精子生成的重要成分，具有提高性功能和消除疲劳的作用。大豆食品，尤其是冻豆腐中含有丰富的精氨酸。优质蛋白质的来源主要有禽、蛋、鱼、肉类等动物类蛋白及豆类蛋白。

② 注意酶类的补充：酶是一种在体内具有催化作用的特殊蛋白质，能促进人体的新陈代谢。如果体内缺乏某一种酶，可出现功能减退，包括性功能减退，甚至丧失生育能力。酶存在于各类食物中，在烹调食物时应注意温度不宜过高，时间不宜过长，以免使酶受到破坏。

③ 摄入适量的脂肪：有为数不少的男性因畏惧脂肪而吃素。但从维护性功能角度看，应适当摄入一定量的脂肪。因为人体内的性激素需要以脂肪中的胆固醇为原料，长期素食会影响性激素的合成、分泌，不利于性功能的维持。脂肪中的必需脂肪酸是精

子生成所必需的，若缺乏不仅影响精子的生成，而且可引起性欲下降。适量食用脂肪，还有助于维生素 A、D、E、K 等脂溶性维生素的吸收。肉类、鱼类、禽蛋、豆类、坚果中含有较多的脂肪，适量食用有利于性激素的合成。

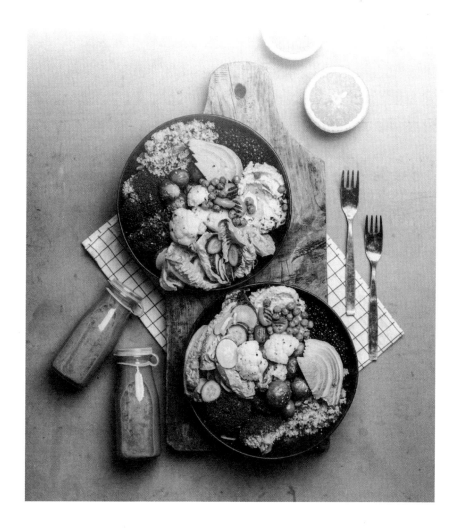

④ 补充维生素和微量元素

含锌丰富食物：人体内锌缺乏，会引起性功能和生殖功能减退。瘦肉、牡蛎、牛奶、豆类、马铃薯、红糖中含锌丰富。

补充维生素 A、维生素 E：维生素 A 和维生素 E 有延缓性功能衰退的作用。禽蛋、乳制品、鱼、蟹、贝类、南瓜、甜薯、干辣椒、番茄中含有维生素 A；谷胚芽、蛋黄、豆类、芝麻、花生、植物油、麦胚中富含维生素 E。

维生素 C：维生素 C 也有维持性功能的作用，应注意摄取鲜枣、山楂、猕猴桃及各种时令蔬菜、水果等含维生素 C 丰富的食物。

⑤ 养成健康的饮食习惯：减少高热量食物；减少高胆固醇的食物，如动物内脏、蛋黄等的摄入；限制钠的食用，每人每天不超过 6 克。

⑥ 平衡膳食：平衡膳食是保证身体健康和性功能良好的基础。在此前提下，可适当选用有增强性功能作用的食品，但没必要一味追求提高性功能而过量食用不宜食品，比如含脂肪、胆固醇高的动物内脏类食品就不宜过多食用。

✔ 增强性功能的食物选择

① 南瓜子：南瓜子中含有丰富的锌元素。锌是合成男性性激素必需的营养素，锌元素的缺乏会导致男性少精、精子活力不足，锌与男性不育、性能力下降有密切关系。

② 红苋菜：一项新的临床研究表明，添加苋属植物红苋菜天然提取物的硝酸盐膳食会带来能量的提升。研究发现，硝酸盐的补充可以显著增加血浆中一氧化氮的含量。人体内凡有血液的

地方就有一氧化氮，它是健康的信使，同时也是促进血液循环和增强耐力、消除疲劳的重要元素。

③ 芒果：芒果含有多种营养素及维生素 C、矿物质等，除了具有防癌的功效外，还具有活化血管内皮受损细胞、防止动脉硬化及高血压的食疗作用。

④ 酵母粉：酵母中富含人体细胞所需的多种营养素，如维生素、矿物质、多种微量元素、不饱和脂肪酸、氨基酸、优质蛋白质等，是男性维护性功能健康不可缺少的食物。

⑤ 樱桃：樱桃含有丰富的维生素 C。维生素 C 除了常见的抗氧化功能外，还能改善血管内皮细胞功能，有利于血液循环，减少心血管疾病发生。维生素 C 能减少男性生殖系统受到氧化伤害，维持睾固酮浓度以及提高精子质量。

⑥ 沙棘：沙棘中含有黄酮、卵磷脂、B 族维生素等天然活性物质，可快速乳化、分解、代谢血中的垃圾。沙棘油中含有大量的抗炎和抗氧化物质，既可消除炎症，又可增加性器官的血流量。沙棘中丰富的氨基酸（包括精氨酸、色氨酸）、钙、铁、锌、β—胡萝卜素、天然维生素 E、磷脂类化合物，可直接滋养活化肾细胞，恢复肾功能，对男性阳痿、早泄、前列腺炎等症都有很好的调理

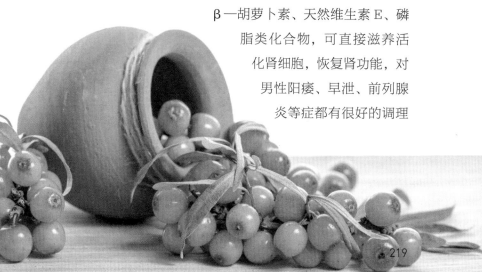

作用。

⑦ 香瓜：香瓜含有葡萄糖、氨基酸、维生素 C、钾等，有很好的消暑清热、生津解渴、除烦及利尿消肿的作用。香瓜中含有的转化酶可将不溶性蛋白质转变成可溶性蛋白质，帮助肾脏疾病患者吸收营养，补充男性所需的营养素及能量。

⑧ 韭菜：韭菜因温补肝肾、助阳固精作用突出，所以在药典上有"起阳草"之名，对于男性阴茎勃起障碍出现早泄等疾病，有明显的食疗效果。

提示：阴虚火旺、阳盛者不宜食韭菜。

⑨ 麻雀：中医学认为，雀肉能补阴精，是壮阳益精的佳品，适用于治疗肾阳虚所致的阳痿、腰痛、小便频数及补五脏之气不足。雀肉有温阳作用，阳痿、早泄者可适量食用。

⑩ 松子：松子是很好的壮阳食品。中医认为，松子仁味甘、性微温，有强阳补骨、润肺止咳、滑肠通便等功效，对食欲不振、疲劳感强、遗精、盗汗、多梦、体虚缺乏、勃起不足有较好的食疗作用。

⑪ 蜂蜜：蜂蜜中含有生殖腺内分泌素，有明显的活跃性腺功能的生物活性。特别是体质虚弱的男性，可以经常喝点蜂蜜。

⑫ 鸡蛋：鸡蛋中含有丰富的优质蛋白，能提高男性精子质量，增强精子活力，并可以壮元气，改善男性的性功能低下，消除性交后的疲劳感。

⑬ 黑豆：黑豆被古人誉为肾之谷，不仅形状像肾，还有补肾强身、活血利水、养血平肝、补虚黑发之功效。黑豆中微量元素如锌、铜、镁、钼、硒等的含量都很高。黑豆的外皮含有花青素，是很好的抗氧化剂，能够清除体内的自由基。常食黑豆能补

肾强精，软化血管，增强活力。

⑭ 蚕蛹：蚕蛹含有丰富的优质蛋白质和氨基酸，能补肝肾，益精气，壮阳治痿，固涩止精。中老年人若有肝肾亏虚、精气不足、阳痿遗精等症，均可食用。

⑮ 虾：中医认为，虾味甘性温，有补肾壮阳的功能。虾含有丰富的蛋白质、不饱和脂肪酸以及微量元素锌、钙、铁等，有助于补肾壮阳。常食虾对肾阳虚者有强身壮体效果。阴虚阳亢者不宜多吃。

⑯ 牡蛎及海产品：牡蛎是寒性食物。牡蛎在食物中含锌最丰富，每100克生蚝肉含锌71.2毫克，是很好的补锌食物，能够提高男性精子数量及睾丸素的生成，有助改善男性性功能。海鱼、贝类、海藻等海产品含丰富的锌元素。男子常食可提高精子质量及性功能。对男子遗精、肾虚阳痿等有较好的效果。

⑰ 鹌鹑：中医认为鹌鹑肉可补五脏，益精血，温肾助阳。男子经常食用鹌鹑可增强性功能，并增气力，壮筋骨。

⑱ 黑树莓：黑树莓是一种能补肾壮阳的特殊水果，具有涩精益肾、助阳明目作用。黑树莓含有的一些单宁化合物，能直接被男性前列腺吸收，对前列腺有保护作用，并能促进阴茎血液循环，让阴茎在短时间内勃起。黑树莓对男性的阳痿早泄有很好的调理作用。